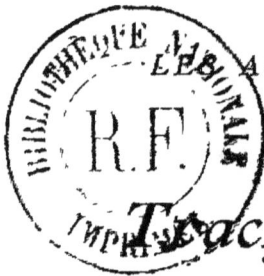

LES ACTUALITÉS MÉDICALES

Trachéobronchoscopie

et

Œsophagoscopie

LES ACTUALITÉS MÉDICALES

Collection de volumes in-16, de 96 pages, cartonnés. Chaque volume : 1 fr. 50

Corbeil. — Imprimerie Éd. Crété.

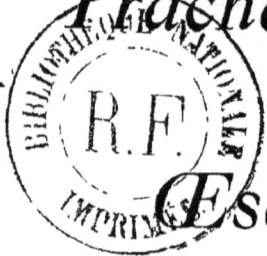

Trachéobronchoscopie

et

Œsophagoscopie

P A R

Le Dr GUISEZ

Ancien interne et assistant adjoint d'otologie des Hôpitaux de Paris
Chef des Travaux d'Oto-rhino-laryngologie à la Clinique chirurgicale
de l'Hôtel-Dieu.

Avec 20 figures.

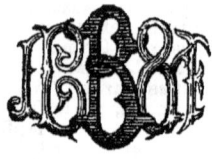

PARIS

LIBRAIRIE J.-B. BAILLIÈRE ET FILS

19, RUE HAUTEFEUILLE, 19

1905

TRACHÉOBRONCHOSCOPIE

ET

ŒSOPHAGOSCOPIE

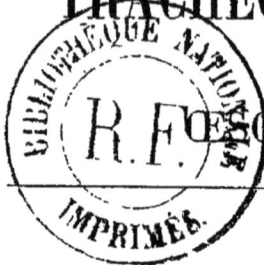

I. — HISTORIQUE

Les méthodes endoscopiques ont pris depuis plusieurs années, dans le diagnostic et la thérapeutique des cavités naturelles, un développement considérable.

Le premier auteur qui semble avoir fait mention de l'endoscopie directe est Bozini (1) en 1805, qui parvint à examiner la partie supérieure de l'œsophage.

Ségalas, en 1826, trouve le spéculum urétro-cystique.

Depuis, ces méthodes d'examen se sont beaucoup améliorées, et actuellement la cystoscopie, par exemple, est entrée couramment dans la pratique.

Il y a à peine cinquante ans, le larynx nous était presque inconnu, et, pour diagnostiquer les affections dont il était le siège, on était obligé d'étudier les altérations de la voix, des bruits respiratoires, des sécrétions et des crachats; on n'avait aucune idée des modifications objectives de cet organe.

(1) Bozini. *Der Lich.*, Weimar, 1807.

En 1858, Garcia trouve le laryngoscope et, du même coup, renouvelle complètement les idées que l'on se faisait sur la pathologie de cet organe. Ludwig Turck et Czermak ne tardèrent point à mettre à profit cette découverte.

Voltolini (1), en 1860, songea à adapter le principe de la laryngoscopie par le miroir à l'œsophagoscopie; il fit construire dans ce but une pince à longs mors pouvant écarter les parois de l'œsophage et permettant de les voir.

Waldenburg, en 1860, porta dans l'œsophage une sonde rigide qui devait permettre de voir la muqueuse à l'aide d'un miroir et presque en même temps (1861), Stöerk tenta lui aussi d'appliquer l'endoscope du larynx à l'examen de l'œsophage.

En 1865, Desormeaux fait construire un urétroscope.

Mais, en réalité, ce ne sont là que de simples tentatives, et c'est Kussmaul (de Fribourg-en-Brisgau) qui fit en 1868 la première œsophagoscopie directe, en se servant de l'urétroscope de Desormeaux.

Par ce procédé, il vit un carcinome situé à la partie moyenne de l'œsophage. Poussant plus loin et, comme il le dit lui-même, mettant à profit l'art de l'avaleur de sabres, il introduisit jusque dans l'estomac des tubes droits de 43 centimètres, et il

(1) VOLTOLINI. *Deutsche Klinik*, 1860, p. 393.

reconnut que la courbure d'entrée de l'œsophage pouvait être vaincue, à la condition de ténir la tête tout à fait droite.

Leiter, après un voyage auprès de Kussmaul, rapporta à Mikulicz (1) l'idée de l'œsophagoscopie rectiligne : Mikulicz se servait d'un instrument composé d'une simple sonde rectiligne analogue à un urétroscope, mais un peu plus grosse et qu'il introduisait dans l'œsophage à l'aide d'un mandrin. La sonde en place, il retirait le mandrin qu'il remplaçait par un appareil d'éclairage.

Gottstein (2) apporta à la clinique de Breslau l'expérience qu'il avait acquise en laryngologie à Vienne auprès de Stöerk, et l'anesthésie à la cocaïne fut appliquée à l'œsophagoscopie. Cette application en thérapeutique de la cocaïne va donner une impulsion nouvelle à la méthode, en permettant l'introduction de tubes rigides sans douleur et surtout en évitant aux malades tout réflexe.

Ce principe de l'introduction de tubes rigides dans l'œsophage ne tarda pas, entre les mains de quelques expérimentateurs, à être tenté pour le larynx et la trachée.

V. Acker (3) est le premier qui parvint à intro-

(1) MIKULICZ. *Wiener medic. Press*, 6 nov. 1881.

(2) GOTTSTEIN. *Techn. und Klinik der OEsoph.* (*Mitt. aus den gr. der Medicin und Chir.*, Bd. VIII, 1901).

(3) V. ACKER. *Wien. klin. Woch.*, 1902, nº 34.

duire des instruments rigides dans la trachée pour
son examen direct : chez un malade souffrant de
carcinome œsophagien, il dévia et pénétra dans le
larynx et la trachée.

Mikulicz (1) et ses élèves arrivent à un résultat
analogue. Mais dans tous ces cas la trachéoscopie
fut un peu accidentelle et ces auteurs n'ont commu-
niqué aucun cas où l'examen de la trachée ait été
fait systématiquement.

Le mérite de Kirstein est d'avoir décrit ce procédé d'une façon aussi précise que possible au point
de vue clinique et thérapeutique (2). Il distingue
lui-même deux phases dans sa méthode : dans la première, il s'agissait d'un simple œsophagoscope qui
sans mandrin était introduit dans le larynx au lieu
de l'être dans l'œsophage ; dans la seconde, appli-
quant le principe de Reichert qui consistait dans l'élé-
vation de l'épiglotte par pression de la base de la
langue, il obtint de bien meilleurs résultats. Bientôt
les tubes furent remplacés par des spatules. Celles-ci,
qui avaient primitivement une forme de baquet
(*Mulden formigen Kuttenspatel*), furent bientôt
modifiées dans ses mains et remplacées par une
spatule longue, mince, légèrement arquée en avant.
Il apparut notamment à Kirstein, comme progrès

(1) Mikulicz. *Die Autosk. des Kehlkopf und der Luftw*, 1896.
(2) Kirstein. *Munch. med. Woch.*, 1897, n° 38.

essentiel, que l'emploi de cette spatule rend it
visibles beaucoup de larynx impossibles à voir
au laryngoscope ; néanmoins Kirstein n'a pas pour-
suivi dans cette voie jusqu'à l'examen de la trachée,
craignant de léser sa partie profonde : le gonflement
rythmique de ses parois, le pouls aortique l'effraya (1).

C'est Killian qui est le véritable créateur de la
trachéobronchoscopie. A la suite d'une extraction
heureuse (en mars 1897) d'un os d'une bronche,
il fut convaincu que l'on pouvait explorer toutes les
bronches directement et, le 24 juillet 1897 (2), il mon-
tra à la Société des médecins fribourgeois qu'on
peut introduire librement des tubes dans les voies
aériennes. Il se basait sur sa propre expérience et
sur ce fait anatomique, que les bronches sont en
réalité des organes solides ayant un certain degré
d'élasticité, qu'elles sont extensibles et avant tout
mobiles : le principe de la *bronchoscopie supérieure*
était adopté. Schrotter et Piniazeck (3) ont entrepris,
grâce à des plaies de trachéotomie, de pratiquer sur
le même principe l'examen de la trachée et des
bronches. En inclinant latéralement la tête du malade, Killian, lui aussi, fut convaincu bien vite que
l'on pouvait, par ces plaies de trachéotomie, attein-

(1) MIKULICZ. *Med. u. Chir.*, Bd. XIII.
(2) KILLIAN. *Berlin. klin. Woch.*, 1895, nº 2.
(3) SCHROTTER et PINIAZECK. *Die Luftwege*, 1901.

dre toutes les ramifications à gauche et à droite : la *bronchoscopie inférieure* était également instituée.

En France, à part quelques essais de Moure (de Bordeaux) concernant l'œsophagoscopie et consignés dans la thèse de Duperons (1902); la méthode n'était guère employée.

En novembre 1903, nous avons été amené à pratiquer la laryngotrachéoscopie dans le service du Dr Lermoyez, notre Maître, sur un malade qui présentait un rétrécissement syphilitique du larynx, et à dilater directement cet organe sous le contrôle de la vue; peu de temps après (1), nous avons réussi à extraire par la bronchoscopie inférieure un clou de la troisième ramification bronchique (fig. 1) : c'était donc la première fois qu'en France la méthode était employée d'une façon systématique. Depuis, à la suite d'examens nombreux, nous avons modifié l'instrumentation primitive, perfectionné notamment l'éclairage et rendu la méthode plus facile. Nous avons réussi notamment à extraire deux autres corps étrangers des voies aériennes et un de l'œsophage.

C'est le résultat de ces travaux (2); c'est le principe, la technique et les résultats de cette méthode que nous désirons exposer dans ce livre.

(1) *Presse médicale*, décembre 1903. — *Société médicale des hôpitaux* et *Société de chirurgie*, décembre 1903.
(2) *Académie de médecine*, décembre 1904.

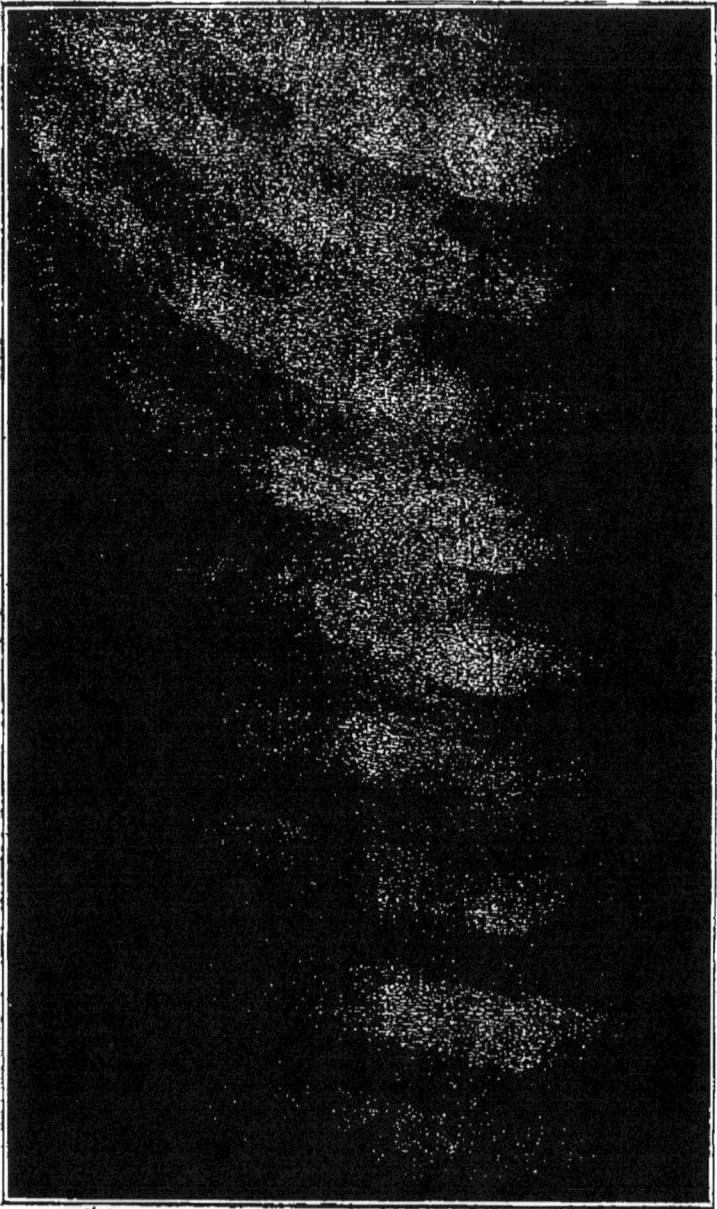

Fig. 1. — Radiographie montrant un clou, enlevé
de la 3e ramification bronchique par la bronchoscopie.

II. — PRINCIPE GÉNÉRAL DE LA MÉTHODE

Les méthodes de la trachéobronchoscopie et de l'œsophagoscopie sont basées toutes les deux sur la vision directe dans les bronches et l'œsophage et elles ont pour but l'examen de l'intérieur de ces conduits depuis leur origine jusqu'à leur terminaison.

La vision à l'intérieur et à l'extrémité d'un tube n'est possible qu'à la condition que ce dernier soit rectiligne.

A priori, l'introduction d'instruments rectilignes, en particulier dans la trachée et les bronches, semble irréalisable ; cependant il faut se rappeler que la tête étant dans l'extension forcée, soit dans le décubitus (position de Rose), soit dans la station assise, la bouche et le pharynx se continuent directement avec l'œsophage et que le larynx se trouve également en arrière directement de la base de la langue, sur le prolongement d'une ligne partie des incisives supérieures.

Lorsque la trachée est franchie, les grosses bronches épousent la direction des tubes que l'on introduit à leur intérieur ; et cela pour plusieurs raisons. Les grosses bronches sont mobiles dans la cage thoracique, étant simplement suspendues à l'intérieur de celle-ci et pouvant être facilement ramenées vers la ligne médiane.

Les bronches sont en effet des organes éminemment élastiques et extensibles, le tissu qui les entoure est celluleux et facilement compressible; elles sont, comme on le voit, très mobiles et malléables.

Quant aux bronches de second ordre, s'il est moins facile d'arriver à pénétrer avec les tubes dans leur cavité, on peut néanmoins avoir une vue suffisante à leur intérieur, en inspectant simplement leur entrée.

Toutes les bronches secondaires, en effet, se branchent sur la bronche souche, suivant un angle plus ou moins aigu, et leur disposition est telle qu'il est très facile, à l'aide du bronchoscope, de voir leurs ramifications.

L'œsophage, lui aussi, se modèle exactement sur des tubes rigides que l'on introduit à son intérieur; on peut pénétrer ainsi jusqu'au cardia et même dans l'estomac, sans tenir aucun compte des différentes courbures de ce conduit.

La muqueuse de ces différents conduits est assez résistante, et elle ne risque point trop d'être lésée par l'introduction des tubes; elle ne réagit que très peu ou pas du tout après ce mode d'examen.

III. — INSTRUMENTATION

L'instrumentation qui sert à pratiquer l'œsophagoscopie ou bien la trachéobronchoscopie est à peu
près la même dans ses points essentiels.

Elle se compose de tubes d'exploration, d'un
appareil d'éclairage et d'instruments secondaires,
pinces d'extraction, porte-coton, etc.

1. — TUBES.

Le principe même de la méthode étant la vision
directe, on conçoit que les tubes devront être rectilignes, cylindriques, plus ou moins longs suivant
la région à explorer et plus ou moins étroits suivant
le calibre des conduits à parcourir.

1° *Tubes de Mikulicz*. — Mikulicz se servait,
pour examiner l'œsophage, de tubes métalliques
droits, coupés en biseau à leur extrémité inférieure ;
à l'autre extrémité se trouvait un anneau en gomme
percé d'une échancrure en baïonnette où s'engageait
la vis d'un mandrin ; le mandrin lui-même était une
pièce métallique très mince, portant à son extrémité une tige en caoutchouc qui, taillée en biseau,
s'adaptait à l'extrémité du tube ; l'intérieur de ces

tubes étant noirci et vernissé pour empêcher la réflexion des rayons lumineux.

2° **Tubes de Killian**. — Les tubes dont se sert Killian ont un diamètre qui varie de 9 à 14 millimètres pour l'homme et de 8 à 10 pour les enfants. Pour l'examen de l'œsophage, leur calibre peut être un peu plus fort, bien que cela n'ait point un intérêt bien grand.

Ils sont également de différentes longueurs : ils varient de 15 centimètres, distance moyenne qui sépare les arcades dentaires supérieures du commencement de la trachée ou de l'œsophage, à 45 centimètres, dimension extrême.

Ces tubes sont gradués exactement en centimètres, ils portent inscrits les chiffres de la graduation depuis leur extrémité inférieure ; de la sorte, il suffit de lire sur le tube pour voir exactement à quelle profondeur il est introduit.

Ils sont nickelés extérieurement et intérieurement. Leur surface interne est en outre polie ; elle a besoin d'être particulièrement brillante pour réfléchir les rayons lumineux suivant leur axe.

Ces tubes présentent une extrémité inférieure mousse, légèrement renflée. Leur extrémité supérieure porte une sorte de baquet cylindrique d'un calibre un peu supérieur à celui du tube lui-même. Un double tenon est branché sur cette partie du tube pour entrer dans la mortaise d'un manche creux qui le reçoit et se fixe sur lui à l'aide d'un pas de vis.

Tous les tubes ayant le même tenon, ils s'adaptent tous sur le même manche.

3° *Spatule de Kirstein*. — C'était une sorte de gouttière ouverte, d'une forme droite légèrement recourbée à son extrémité pour s'appuyer sur la base de la langue et l'épiglotte qu'elle doit relever.

4° *Tubes de Guisez*. — Nous avons fait subir aux tubes employés par ces différents auteurs certaines modifications. A leur extrémité inférieure, nous avons accentué la dilatation ampullaire terminale, tout en faisant rentrer leur bord inférieur et en l'émoussant davantage. De cette façon, les tubes accrochent moins et glissent mieux, en particulier au niveau de la glotte et sur les aryténoïdes.

L'extrémité supérieure est évasée en entonnoir d'un diamètre de 3 à 4 centimètres pour bien capter tous les rayons lumineux issus de la lampe et les diriger ensuite vers l'intérieur du tube.

La face interne de cet entonnoir est peinte en noir mat, de façon à ce qu'aucun rayon ne soit renvoyé vers l'œil de l'observateur.

Ces tubes, dont nous avons réduit beaucoup le nombre, comportent simplement deux séries, une pour enfants et une pour adultes. Comme ceux de Killian, ils sont exactement gradués.

A l'aide d'une gorge placée immédiatement au-dessous de l'entonnoir, ils peuvent être fixés sur un manche à trois tenons (fig. 2) et cela instantané-ment sous simple pression. Leur face interne est particulièrement brillante, grâce à un polissage très soigné.

Plusieurs tubes présentent une disposition un

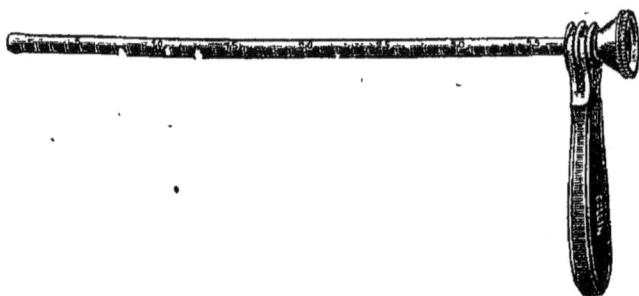

Fig. 2. — Tube de Guisez muni de son manche.

peu spéciale. Deux ou trois d'entre eux, d'un calibre et d'une longueur différents (le plus long ayant 20 centimètres et le plus court 10 centimètres, le plus large 12 millimètres et le plus étroit 9 milli-mètres), présentent une extrémité inférieure en biseau ou en bec de flûte et sont munis, tout à fait à la partie inférieure, d'une sorte de bec destiné à re-lever l'épiglotte. C'est là une sorte de *tube-spatule* très commode, basé sur le même principe que l'instrument initial de Kirstein, mais beaucoup plus

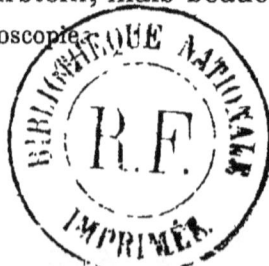

maniable et mieux supporté pàr le malade, grâce à
sa forme tubulaire (fig. 3).

En règle générale, l'introduction de ce tube-spatule doit toujours être faite en premier lieu et pré-
céder tout autre examen.

Grâce à sa forme en biseau et à son extrémité
recourbée vers le haut, il relève rapidement l'épiglotte et fait voir immédiatement la glotte du même

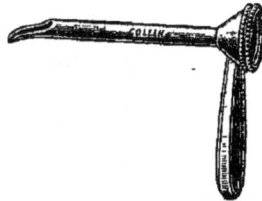

Fig. 3. — Tube-spatule de Guisez.

coup. Il permet à l'observateur l'examen du larynx,
de la région sous-glottique et même de la partie
supérieure de la trachée. Il peut même, si on le fait
pénétrer un peu plus bas que la glotte, laisser aper-
cevoir la bifurcation de la trachée et servir de tube
conducteur pour l'introduction de tubes plus longs
et plus étroits.

Un des tubes, mesurant environ 48 centimètres et
8 à 9 millimètres de diamètre, présente à quelques
centimètres en deçà de son extrémité inférieure,
un œil latéral de forme ovalaire qui permet la respiration par la partie de poumon vers laquelle il est

tourné. En cas d'obstruction complète d'une des bronches par un corps étranger, par exemple, il laisse à la bronche opposée le soin d'assurer la respiration.

2. — APPAREILS D'ÉCLAIRAGE.

Si l'on se sert de tubes courts et larges, différentes sources lumineuses peuvent convenir parfaitement : le photophore médio-frontal, le miroir de Clar peuvent suffire ; mais, pour arriver à voir à l'extrémité des tubes longs et étroits, les difficultés de l'éclairage constituent un véritable problème.

1° *Éclairage endoscopique.* — L'éclairage endoscopique à l'aide d'une petite lampe annexée aux parois du tube n'a guère de partisans.

Max Einhorn et Fletchter continuent à employer des appareils endoscopiques à lumière interne, basés sur le principe du cystoscope, mais mieux vaut se servir d'un éclaireur indépendant envoyant ses rayons dans le tube sans empiéter sur la lumière de celui-ci, rendant plus facile l'examen, ainsi que les interventions sur les conduits que l'on explore.

2° *Éclaireur de Kirstein.* — L'éclaireur de Kirstein, dont nous nous sommes servi longtemps, se compose essentiellement d'une lampe de 12 à 16 volts dont les rayons, recueillis et concentrés par une lentille, sont réfléchis grâce à un petit miroir incliné à 45° et dirigés suivant l'axe du tube d'examen (fig. 4),

Un orifice percé au centre du miroir permet à l'œil placé derrière lui de voir directement dans les tubes. La lentille est reliée à la lampe éclairante par un

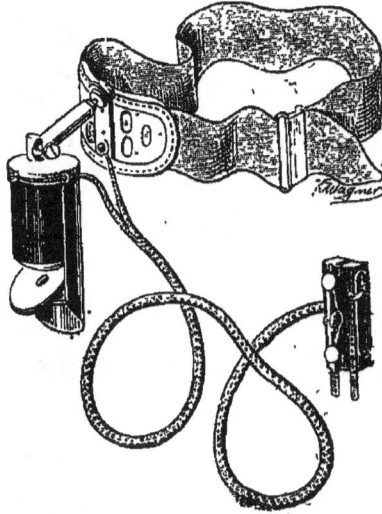

Fig. 4. — Éclaireur de Kirstein.

système à glissière qui permet de faire varier plus ou moins le foyer et de concentrer les rayons lumineux, ou même de les rendre parallèles. Un bandeau entourant le front fixe la lampe exactement devant l'œil; celle-ci peut se mouvoir dans presque tous les sens sur une articulation en genouillère.

Cet instrument, grâce surtout à la puissance de la lampe éclairante, permet la vision dans les tubes

longs et étroits. Néanmoins il présente, ainsi cons-
truit, de grands inconvénients. Beaucoup des rayons
issus de la lampe échappent au miroir réflecteur,
arrivent dans l'œil de l'observateur et l'impres-
sionnent péniblement. La lampe très puissante de
16 volts, outre qu'elle nécessite l'emploi d'accumu-
lateurs très volumineux, échauffe très rapidement la
totalité de l'appareil, brûle la conjonctive et la joue
de l'observateur; la fatigue survient très vite et la
vision distincte est bientôt impossible. Il est difficile de prolonger plus de dix minutes un examen
endoscopique.

3° *Éclaireur de Guisez.* — C'est pour remédier à
ces principaux inconvénients que nous avons fait
construire par Collin un éclaireur très simple, basé
sur la vision directe sans réflecteur. Trois petites
lampes de 8 volts sont fixées au-devant d'une plaque
rectiligne, arrondie, noircie, dont le centre est percé
d'un orifice de 3 à 4 millimètres de diamètre destiné
à la vision monoculaire à l'intérieur du tube bronchoscopique. Chaque petite lampe est munie d'une
lentille cylindrique qui se visse directement sur la
plaque et qui est destinée à recueillir, à rendre sen-
siblement parallèles les rayons lumineux (fig. 5).
En faisant varier plus ou moins le pas de vis, on
modifie le faisceau lumineux de la lampe.

D'une façon générale, les tubes porte-lentilles sont

dirigés de telle façon qu'ils convergent tous vers un foyer assez rapproché, de façon qu'en ce point s'entre-croisent tous les rayons lumineux. Ce foyer doit être le plus près possible de l'extrémité de l'éclaireur, mais, d'autre part, les tubes ne doivent pas être trop convergents, pour ne pas gêner l'œil de l'observateur.

On peut du reste éloigner ou rapprocher le foyer, le faire varier de 4 à 5 centimètres à 15 ou 16 millimètres, grâce au dispositif suivant : chaque tube porte-lampe est mobile autour d'une charnière à ressort ; une bague est vissée sur la plaque et peut, en agissant sur la partie extérieure de chacun des tubes porte-lampes, incliner leur axe plus ou moins vers le foyer. Le pas de vis est calculé de telle façon que, lorsqu'il est au début de sa course, les tubes se touchent presque par leurs lentilles et inversement. Il est donc très facile de les rendre plus ou moins convergents.

En principe, ce foyer doit être le plus près possible de l'œil de l'observateur, surtout si l'on se sert de tubes étroits et relativement courts, chez les enfants en particulier. Dans tous les cas, il est préférable que ce foyer soit réglable à volonté, suivant le tube employé et la vue de chacun.

Les trois petites lampes doivent avoir exactement le même voltage, de façon à donner le même éclairage; rien n'est plus facile si elles ont été construites simultanément. L'opérateur en aura toujours de rechange au cas où elles viendraient à se brûler.

Grâce au faible voltage de ces lampes, cet éclaireur s'échauffe très peu. Il n'y a aucun miroir réflecteur, et comme, ainsi que nous l'avons vu, l'entonnoir

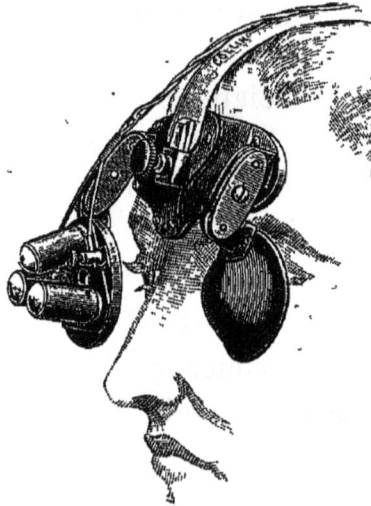

Fig. 5. — Éclaireur de Guisez.

des tubes est exactement noirci et sa courbure bien alésée, tous les rayons sont dirigés vers l'intérieur des tubes, aucun ne vient fatiguer de sa réflexion l'œil de l'observateur.

L'appareil se fixe par un casque métallique autour de la tête en passant sur le vertex, ou par un bandeau à boucle entourant l'occiput.

Enfin, et comme disposition tout à fait accessoire,

nous avons fait adapter à la plaque porte-lampe une sorte d'œillère, mobile sur une charnière, destinée à obturer complètement l'œil du côté opposé. La vision monoculaire, seule possible à l'intérieur de ces tubes, se trouve par là-même singulièrement facilitée.

L'ensemble de l'éclaireur est très léger et peu fragile.

4° **Miroir de Kasper**. — Le miroir à manche de Kasper (fig. 6), qui se manie à la main, peut, pour

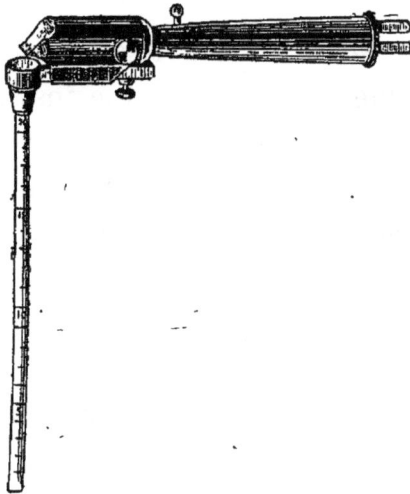

Fig. 6. — Miroir de Kasper.

les démonstrations, remplacer avantageusement la lampe précédente. Par suite d'un dispositif spécial, les rayons, après avoir traversé la lentille, sont réfléchis par un miroir qui n'occupe que la moitié inférieure du tube. De la sorte, l'œil de l'observateur peut examiner par la partie restée libre l'intérieur du tube. Tout comme l'éclaireur de Kirstein, on règle également la lentille, en la faisant avancer ou reculer, pour obtenir le maximum d'intensité lumineuse.

Le miroir de Kasper, immobilisant une des mains de l'observateur, ne peut servir que pour l'étude ou l'enseignement.

3. — INSTRUMENTS SECONDAIRES ET D'EXTRACTION.

1° *Instruments extracteurs*. — On pourrait dire que chaque cas nécessite une instrumentation appropriée ; tous les instruments extracteurs doivent remplir cette condition d'être suffisamment minces pour gêner le moins possible la vision dans les tubes.

Quant à leur forme, elle doit varier considérablement suivant la nature et le siège des corps étrangers à extraire. De longs stylets droits serviront à reconnaître la nature de ceux-ci et leur consistance. Des crochets pourront désenclaver et mobiliser le corps étranger ; de fortes pinces à mors plats, à dents de scie, des pinces à griffes pour saisir les corps étrangers présentant une extrémité mince, des pinces à emporte-pièce pour prendre de petites tumeurs ou des parcelles de néoplasmes pour en faire l'examen histologique rendront les plus grands services.

Comme instruments extracteurs, nous nous sommes très bien trouvé d'une sorte de parapluie renversé, *parapluie extracteur* (fig. 7) pouvant à

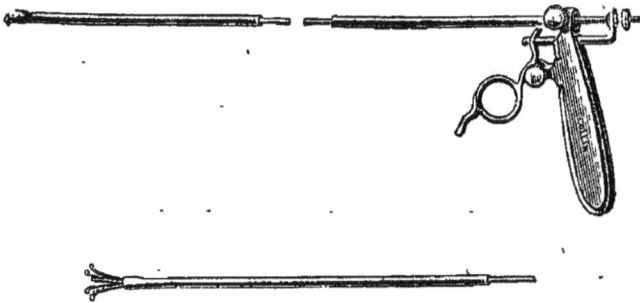

Fig. 7. — Parapluie extracteur.

volonté entrer et sortir d'un tube mince qui l'engaine; cet instrument, de même que les crochets à articulation terminale (fig. 8), sont très minces de façon à pouvoir s'insinuer entre le corps étranger

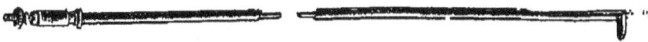

Fig. 8. — Crochet extracteur.

et la bronche par exemple. Un manche universel, se tenant un peu comme un pistolet, reçoit dans une mortaise à serrage les différentes tiges des instruments que nous venons de décrire, de façon à les rendre d'une application facile.

Nous nous servons aussi, et en particulier pour les corps étrangers œsophagiens, d'une sorte de panier de de Graefe très déliée, très mince, pouvant être maniée dans les tubes sous le contrôle de la vue.

2° *Électro-aimant*. — Pour les corps étrangers magnétiques, on se sert d'un électro-aimant puissant (fig. 9) composé d'une longue tige en fer doux dont

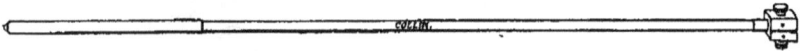

Fig. 9. — Électro-aimant.

l'extrémité inférieure est entourée de nombreuses spirales de fil fin·traversé par un courant et dont l'autre extrémité présente des bornes destinées à recevoir les fils. Le fil est exactement caché sous une gaine métallique facilitant la stérilisation de l'instrument tout entier.

3° *Porte-coton*. — Pour éponger le mucus, la salive, appliquer la cocaïne dans les régions à explorer, des porte-coton (fig. 10) composés de fines

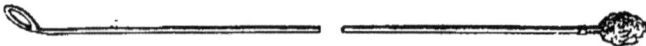

Fig. 10. — Tige porte-coton.

tiges métalliques avec petites tenailles terminales doivent être en grand nombre à portée de l'opérateur. Chaque griffe présente une bague serrante qui maintient solidement le petit tampon d'ouate et l'empêche de tomber dans les voies à explorer.

4° **Pompe à mucus.** — Une pompe destinée à as-

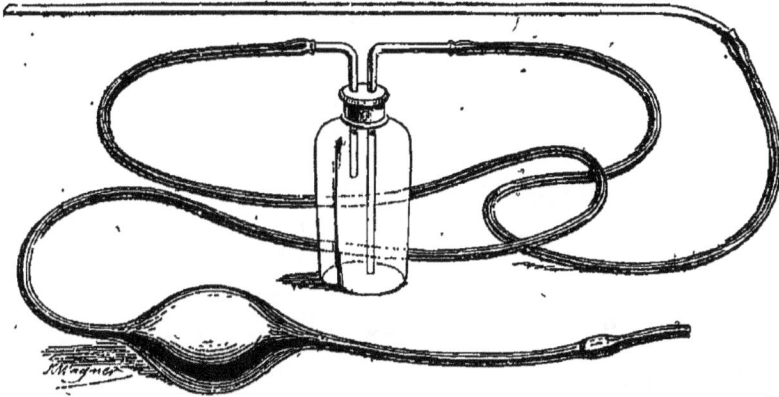

Fig. 11. — Pompe à mucus de Killian.

pirer le mucus et la salive, qui, dans certains cas,
sont très abondants, complète cette instrumentation.
Elle se compose (fig. 11), tout comme l'appareil de
Potain, d'un récipient dans lequel le vide est fait à
l'aide d'une soufflerie sur laquelle se branchent des

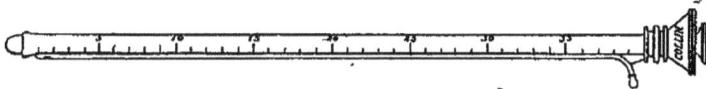

Fig. 12. — Tube gradué à mucus pour œsophage.

tubes plus ou moins longs pour aspirer les sécrétions à l'endroit voulu (fig. 12). Ces tubes aspira-
teurs peuvent être indépendants ou accolés aux
parois mêmes des tubes d'examen. Cette dernière
disposition est même indispensable quand il s'agit de
la bronchoscopie.

IV. — TECHNIQUE DE L'ŒSOPHAGOSCOPIE

L'œsophagoscopie est, de toutes les opérations que nous avons en vue dans ce travail, la plus facile incontestablement ; c'est la description de sa technique et de ses résultats diagnostics et thérapeutiques que nous désirons exposer tout d'abord.

Choix des tubes. — Les tubes dont on se sert présentent une longueur et un diamètre variables suivant l'œsophage que l'on se propose d'examiner.

La vision étant en principe beaucoup plus facile à l'aide de tubes courts et larges, on devra donc employer des tubes construits sur cette donnée générale. On se basera aussi, pour le choix de ces tubes, sur les dimensions exactes de l'œsophage, sur le point que l'on désire explorer, et la distance qui sépare ce point des arcades dentaires supérieures.

Longueur des tubes. — On devra tenir compte de la situation exacte des deux orifices de l'œsophage et des dimensions de celui-ci.

Chez l'adulte, l'*orifice supérieur* ou *pharyngien*, dit Poirier, répond exactement en avant au bord inférieur du cartilage cricoïde, en arrière au corps de la sixième vertèbre cervicale, latéralement au tubercule antérieur des apophyses de ces mêmes

vertèbres (tubercule carotidien ou de Chassaignac).
Il est distant des incisives supérieures de 15 centimètres en moyenne. D'après Morosoff (1), la distance
entre les incisives supérieures et l'orifice de l'œsophage dans l'attitude normale de la tête est, en position moyenne, de 14^{cm},8 ; dans l'extension forcée qui
nous intéresse surtout, puisque l'examen œsophagoscopique se pratique dans cette position, l'orifice
supérieur correspond au corps de la cinquième vertèbre cervicale, et la distance qui le sépare des incisives atteint 17 centimètres. Chez le nouveau-né, elle
est de 7 à 8 centimètres.

L'*orifice inférieur* ou *cardiaque* correspond à la
dixième ou onzième vertèbre dorsale. En avant, sur
la paroi thoracique antérieure, il répond au bord
interne du cartilage de la septième côte gauche et du
sixième espace intercostal gauche.

L'œsophage mesuré en place présente une *longueur* de 22 à 23 centimètres ; ces dimensions varient
du reste avec l'âge, le sexe et la taille du sujet ;
chez les enfants, Morosoff a trouvé chez le nouveau-né 9 centimètres et 13 centimètres à quatre ans.

D'après ces dimensions, on peut conclure que,
pour l'adulte, les tubes devront avoir comme longueur au minimum 18 centimètres et 40 au maximum, suivant le point à examiner.

(1) Morosoff. *Thèse de Saint-Pétersbourg.*

CALIBRE DES TUBES. — Le *calibre* des tubes sera basé
sur celui de l'œsophage : on sait que ce canal n'est
pas exactement cylindrique, mais qu'il présente
plusieurs points rétrécis (*cricoïdien*, *aortique*,
bronchique et *diaphragmatique*) dont on devra
tenir compte avant tout pour le choix des tubes.

Il faut aussi se rappeler que l'œsophage est
dilatable dans une certaine mesure : d'après
Morosoff, la limite de cette dilatabilité sans crainte
de lésions de la paroi est de 2 centimètres.

Lesbini (1) a cherché à déterminer les plus fortes
dilatations auxquelles on peut soumettre l'œsophage
sans inconvénient, suivant l'âge, le sexe et la taille
du sujet. Il a trouvé les chiffres suivants : de deux
à cinq ans, 15 millimètres; de cinq à huit ans,
16 millimètres; de huit à onze ans, 18 millimètres;
chez la femme, 20 millimètres et chez l'homme,
21 millimètres. Pour conclure au point de vue
du *calibre*, on voit donc que des tubes de 15 à
18 millimètres pourront être employés sans aucun
danger chez l'adulte ; chez l'enfant au-dessous
de dix ans, on ne dépassera pas 12 millimètres.

Précautions préliminaires. — Les tubes étant
ainsi choisis, préparés et stérilisés dans un plateau,
on prend bien soin d'examiner si l'intérieur en est
bien brillant. Pour remplir ce but, on a soin de les

(1) LESBINI. *Thèse de Paris*, 1873.

nettoyer exactement avec du coton sec. On les
chauffe légèrement sur la flamme d'une lampe à
alcool. D'un autre côté, on s'assure que l'éclaireur
que nous avons précédemment décrit fonctionne
bien, qu'aucune de ses lampes n'est brûlée ou usée ;
on vérifie l'éclairage en plaçant la paume de la main
au bout du tube et en l'examinant. Pour le mettre
au point, il suffit de faire jouer le pas de vis jusqu'à
ce que le maximum d'intensité lumineuse soit obtenu
au bout du tube pour la vision nette.

Position du malade. — Le malade est placé dans
la position assise, le dos fortement appuyé et la
tête penchée très en arrière, un aide soutenant la
nuque ; si, pour une raison quelconque (raideur de la
colonne vertébrale), il n'était pas possible au malade
de prendre cette position, on lui ferait incliner un peu
la tête à droite ou à gauche, de façon que le tube se
place dans la commissure labiale plus facilement.

On recommande au malade de respirer tranquille-
ment et de ne point parler ; s'il a quelque chose à
dire, il doit s'exprimer par gestes. Ses vêtements
doivent être desserrés, le cou et le haut du thorax
absolument libres.

Manuel opératoire. — Anesthésie. — A l'aide
d'une solution de cocaïne au vingtième dont on
imbibe un porte-coton ou un pinceau, on cocaïnise
le voile du palais, la paroi postérieure du pharynx,

la base de la langue, la région aryténoïdienne, la face interne du cartilage cricoïde, puis avec le stylet courbé on essaye la sensibilité de toute la région anesthésiée, et lorsqu'on est bien assuré que l'insensibilisation est obtenue, on va pouvoir procéder à l'introduction des tubes.

INTRODUCTION DU TUBE. — Le malade tire lui-même sa langue avec une compresse. Un bourrelet d'ouate est placé sous le frein de la langue et sur les arcades dentaires inférieures pour éviter toute ulcération par suite de traction immodérée ou prolongée.

L'introduction du tube dans l'orifice supérieur œsophagien constitue un des points délicats de la méthode. En effet, le premier obstacle physiologique que l'on rencontre à l'entrée de l'œsophage est dû au peu d'espace qui existe entre le cartilage cricoïde et la colonne vertébrale, obstacle accru encore souvent par le spasme du constricteur inférieur et la saillie des aryténoïdes. Le spasme est vaincu en partie par la cocaïnisation et l'introduction lente et méthodique du tube. On évite les aryténoïdes, en se servant de tubes assez étroits, ou en introduisant à son intérieur un mandrin olivaire qui le dépasse d'un centimètre environ et que l'on retire dès qu'il a pénétré dans l'œsophage. Ce mandrin peut être une simple sonde en gomme.

Dans ce procédé, l'introduction se fait sur la

pulpe de l'index gauche, celui-ci ayant au préalable
senti les aryténoïdes et s'étant placé dans le sinus
piriforme gauche. On parvient à faire glisser en
arrière des aryténoïdes l'extrémité olivaire de la
sonde qui tout naturellement se dirige vers l'œsophage ; il est bon dans ce premier temps, s'aidant de
la main gauche dont le médius et l'index seront
introduits dans la bouche, de faire basculer le tube
et de lui donner ainsi une bonne direction.

En employant les tubes que nous avons décrits
précédemment, à extrémités très mousses, on
peut les introduire sans le secours du mandrin, sous
le contrôle de la vue, et leur faire franchir d'emblée
l'orifice supérieur de l'œsophage. Toutefois il est
plus facile, même avec les tubes ainsi construits,
de les introduire sur la pulpe de l'index, à l'aide du
mandrin olivaire monté sur tige rigide métallique
que nous avons fait construire.

Dans ce temps de l'introduction du tube, il arrive
quelquefois que la lèvre supérieure se trouve pincée
sur les arcades dentaires, elle peut être lésée cruelle-
ment ; pour éviter cet inconvénient, au moment où
l'on fait exécuter au tube le mouvement de bascule,
il convient de relever à l'aide de la main gauche la
lèvre supérieure au-dessus des arcades dentaires.

La pénétration dans l'œsophage étant faite,
cocaïnant de proche en proche la muqueuse de ce

conduit, au fur et à mesure que l'on descend le tube, on arrive ainsi jusqu'au point à explorer - sans éveiller de douleur ou de spasme.

Dans la partie cervicale, l'intérieur de l'œsophage normal se présente avec une muqueuse rouge à parois. plissées, exactement accolées, se dilatant et se déplissant au fur et à mesure que le tube descend dans ce conduit ; on arrive ainsi bientôt jusqu'au cardia, non sans avoir remarqué que l'œsophage est bien plus ouvert dans sa dernière portion et que par suite son exploration est bien plus facile. Cet examen doit être fait très légèrement et le tube doit descendre progressivement sous le contrôle de la vue pour éviter toute lésion de la muqueuse.

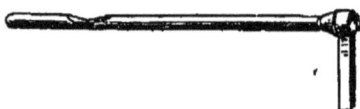

Fig. 13. — Tube de Kirstein.

EXAMEN DE L'ŒSOPHAGE NORMAL. — Pour l'examen des affections pariétales de l'œsophage, Kirstein se sert d'un tube fermé à l'extrémité inférieure, mousse et arrondie, avec un œil latéral et elliptique (fig. 13).

Lorsque l'examen doit durer longtemps, ou lorsque la salivation est très abondante, Rosenheim, V. Acker recommandent le décubitus dorsal, la tête hypertendue, la nuque soutenue par un aide et un coussin placé sous les épaules. Mikulicz emploie, lui, le décubitus latéral, la tête fortement renversée en arrière, le visage regardant en bas.

Dans ces deux positions, la salive s'écoule facilement de la bouche et un aide peut au besoin éponger le fond de la gorge avec des éponges montées ou des compresses. Dans le cas de salivation abondante, la pompe de Killian (fig. 12) avec le tube approprié permet seule la netteté du champ d'exploration.

Il y a quelquefois avantage à faire l'examen *en plusieurs temps* : on ordonne au malade de cracher, et après avoir enlevé le tube on le fait mettre dans la position assise. On réintroduit aussitôt le tube et, avant que la salivation ait pu se reproduire, on a pratiqué l'examen nécessaire.

L'anesthésie locale suffit la plupart du temps ; la narcose chloroformique est seulement nécessaire chez les enfants et chez les sujets nerveux.

Le malade sera à jeun autant que possible ; dans les cas urgents, on peut pratiquer un examen immédiat après évacuation ou non du contenu stomacal.

Les mouvements réflexes et les vomissements sont en effet quelquefois un sérieux obstacle à l'œsophagoscopie. En opérant sur un estomac vide, on réduit au minimum ces accidents. Mikulicz dit en effet : « Dans certains cas, à peine l'instrument est-il en place depuis une minute que surviennent des mou-

vements de déglutition et des vomissements, instrument et malade ne cessent de remuer et bientôt on est
obligé d'interrompre tout examen. » On peut combattre en partie ces inconvénients par des injections
de morphine à dose massive. En outre, grâce à la
vacuité de l'estomac et à l'anesthésie cocaïnique, on
n'a plus autant à redouter ces fâcheux réflexes.

L'œsophagoscopie est le plus facile des examens
endoscopiqués des voies supérieures. On n'a que trop
de tendance à introduire l'instrument dans l'œsophage si l'on débute dans la méthode, l'orifice du pharynx s'offrant naturellement à l'extrémité supérieure
du tube, lorsque l'on a franchi la base de la langue.

Aspect normal de l'œsophage. — Grâce à l'œsophagoscopie, on peut se faire une idée très nette de
la forme de l'œsophage normal à l'état de vacuité
et par conséquent, d'après cet aspect, juger de tous
les états pathologiques de ses parois.

Nous avons déjà vu que la lumière de l'œsophage
est réduite à une fente aplatie d'avant en arrière
dans la portion cervicale, et que cette lumière s'é-
largit beaucoup dans la portion thoracique. On peut
donc en conclure que l'examen sera plus facile dans
la partie inférieure que dans la partie supérieure,
puisque dans celle-là, une fois le tube introduit, on
pourra voir à plusieurs centimètres en avant de lui.

Mikulicz, par l'examen de la lumière de l'œso-

phage, est arrivé aux conclusions suivantes (1) :
1° la muqueuse est lisse, sans plis ni sillons lon-
gitudinaux ; 2° l'entrée de l'œsophage est fermée
par le muscle constricteur inférieur du pharynx,
véritable sphincter ; 3° dans toute la portion
cervicale, la lumière est fermée, la paroi antérieure
est appliquée sur la postérieure par la pression
extérieure ; 4° dans la portion thoracique, on trouve
un canal ouvert, ce qui est dû à la pression négative
de la cavité thoracique ; 5° la paroi œsophagienne
est animée de mouvements de plusieurs ordres :
pulsatiles, dus aux pulsations de l'aorte et du cœur ;
respiratoires, l'œsophage s'élargit au moment de
l'inspiration et se rétrécit au moment de l'expiration,
mais sans se fermer complètement ; et péristaltiques,
formés de faibles ondes contractiles ; 6° le passage
dans l'estomac est toujours largement ouvert.

Nous avons fait des constatations identiques à
celles de Mikulicz. Les mouvements de voisinage de
l'œsophage, surtout les mouvements respiratoires
de la portion thoracique, sont quelquefois si marqués
qu'ils gênent l'examen de ce conduit. Nous n'avons
pas retrouvé cet état lisse de la muqueuse œsophagienne dans la portion cervicale ; il nous a paru, au
contraire, qu'elle était toujours nettement plissée.

(1) MIKULICZ. *Wiener med. Press*, 1881, p. 1541.

V. — INDICATIONS DE L'ŒSOPHAGOSCOPIE

Corps étrangers de l'œsophage. — Une des principales indications de l'œsophagoscopie consiste dans l'extraction des corps étrangers de cet organe; il n'est point rare, en effet, que des corps étrangers s'arrêtent dans l'œsophage, maintenus en place par le spasme œsophagien, ou bien fixés par une de leurs aspérités. Leur siège est assez fixe; ils s'arrêtent au niveau de l'un des points rétrécis de ce conduit, c'est-à-dire : 1° au niveau de l'orifice supérieur ; 2° au niveau du cardia ; 3° au niveau de la crosse aortique (Gross), ou à l'entrée de l'œsophage dans le thorax (Tchéremoukhine).

Chacun sait que la présence d'un corps étranger dans l'œsophage ne va pas sans déterminer certains troubles ; son volume, sa forme, ses aspérités blessent la muqueuse œsophagienne, qui se tuméfie, s'enflamme et, par conséquent, accroît la fixité du corps étranger ; le muscle est irrité, le spasme survient, et celui-ci est définitivement maintenu dans sa position. Les lésions de la muqueuse peuvent gagner les couches profondes de l'œsophage, le tissu cellulaire péri-œsophagien, et déterminer, dans certains cas heureux, une *péri-œsophagite plastique*

(Sebileau), véritable moyen de défense permettant au corps étranger de séjourner des mois dans l'œsophage. Mais souvent une perforation s'établit rapidement, d'où résulte un phlegmon du médiastin ou du cou. De même des lésions des organes voisins peuvent se produire par le même mécanisme ; l'aorte, la trachée, les bronches peuvent être atteintes ; des hémorragies quelquefois mortelles, des complications pulmonāires souvent fatales peuvent en résulter (Malkassiaṉ).

L'indication de toujours extraire ces corps étrangers est donc bien nette ; c'est ainsi du reste que le professeur Terrier l'établissait dès 1870 comme une règle absolue.

Or, jusqu'à l'œsophagoscopie, à quels moyens de diagnostic était-on réduit vis à-vis de ces corps étrangers ?

Diagnostic. — Au point de vue du *diagnostic*, la douleur, les spasmes, les anamnèses sont variables et infidèles ; le cathétérisme lui-même est sujet à des causes d'erreurs ; la sonde à olive peut glisser sur la paroi postérieure de l'œsophage. Elle peut passer sans toucher le corps étranger, si celui-ci est situé fortement en avant ; en outre, c'est là un moyen aveugle pouvant enfoncer davantage une de ses arêtes dans les parois œsophagiennes (von Acker).

Les rayons X donnent des renseignements beau-

coup plus précieux et constituent un véritable progrès dans la recherche de ces corps étrangers. Dans
l'image de Röntgen cependant, l'ombre du corps
étranger peut être couverte par celle de la colonne
vertébrale ou par celle du cœur (Gottstein); en
outre, beaucoup de corps étrangers ne donnent pas
d'ombre. Comme dit Forgue, elle peut être mau-
vaise conseillère, en poussant le chirurgien à aller
à la recherche d'un corps étranger qui n'existe pas,
ou plus, en méconnaissant un corps étranger qui est
là. Nous-même, dans deux cas, nous en avons, sur
la foi de la radiographie, recherché, et l'œsophagoscopie nous a nettement montré qu'ils n'étaient plus
dans l'œsophage.

Les observations de Kirstein, de Halle concordent
aussi toutes dans le même sens. Avec Gottstein,
ces auteurs admettent comme règle que, si les
recherches par la sonde ou par la radiographie
n'ont point donné de résultats, on devra, pour
établir un diagnostic de certitude, recourir à l'œsophagoscopie.

Il faut savoir aussi que dans l'œsophage, plus
encore que pour tout autre organe, les corps étrangers sont souvent imaginaires; l'œsophagoscopie
étant un moyen de certitude, elle permettra d'assurer au malade qui vient nous consulter qu'il n'a
point de corps étranger et de lui éviter toute

manœuvre exploratrice souvent irritante et parfois dangereuse.

THÉRAPEUTIQUE. — Au point de vue *thérapeutique*, à quel procédé avait-on recours jusqu'en ces dernières années : l'extraction par les voies naturelles à l'aide de pinces-crochets, panier de de Graefe, de Frölich; mais c'étaient là des moyens souvent aléatoires, et Martin, sur 167 tentatives d'extraction par les voies supérieures, a relevé 127 insuccès. Le panier de de Graefe a donné lieu à bien des méfaits (1).

La propulsion dans l'estomac n'est guère recommandable. L'œsophagotomie, la gastrostomie constituent des interventions sérieuses.

L'usage de l'œsophagoscope a changé complètement la thérapeutique de ces corps étrangers. Tous ou presque tous peuvent être, par cette méthode, extraits directement sous le contrôle de la vue par les voies supérieures.

Pour cette opération, l'anesthésie locale à la cocaïne suffit presque toujours. Chez les enfants et les sujets nerveux seulement la narcose est indiquée. Le tube une fois introduit, on aperçoit exactement le genre de corps étranger, sa position et l'état anatomique des parois de l'œsophage. *De visu*

(1) SEBILEAU. *Société de Chirurgie*, décembre 1904.

on constate les altérations de celles-ci amenées soit
par la présence du corps étranger, soit par des
tentatives antérieures d'extraction. Avec un stylet,
on peut voir le degré de fixité du corps étranger.

A l'aide de longues pinces, de crochets à articulation terminale, de notre parapluie extracteur,
d'une sorte de petit panier de de Graefe modifié, très
ténu, que l'on manie sous le contrôle de la vue, on
peut pratiquer facilement l'ablation du corps étranger. Si celui-ci présente des arêtes, on le dégage tout
doucement, de façon à ce qu'elles n'arrachent pas
les parois œsophagiennes pendant l'extraction.

S'il est pointu et fixé dans les parois œsopha-
giennès, on peut essayer d'en dégager la pointe et
de la faire basculer pour lui faire prendre une
direction longitudinale, le mettre suivant l'axe du
tube et l'enlever du même coup.

Lorsque le corps est volumineux, on peut retirer
simultanément le tube et le corps étranger.

Par cette méthode, von Acker a reconnu et extrait
11 corps étrangers de l'œsophage, Mikulicz 7,
Kirstein 1, Rosenheim 2, Killian 20, nous-même 1
(arête de poisson).

Non seulement l'extraction par ce procédé est
facile, mais encore on peut, grâce à cette méthode,
saisir au début les altérations de la muqueuse œso-
phagiennè, les premiers stades de l'œsophagite

aiguë traumatique, et, par le tube de l'œsophagoscope, porter un topique approprié et cautériser la
petite plaie en voie de formation. La simple introduction du tube semble, du reste, dilater l'œsophage
et jusqu'à un certain point mobiliser les corps
étrangers enclavés.

Ebstein, grâce à l'œsophagoscopie (1), a, dans un
cas de spasme œsophagien, réussi à désenclaver le
corps étranger à l'aide de l'application de quelques
gouttes d'une solution de cocaïne à 20 p. 100.

Rétrécissements de l'œsophage. — Diagnostic.
— Von Acker est le premier qui ait donné une description œsophagoscopique d'ensemble sur les rétrécissements cicatriciels de l'œsophage consécutifs
à des brûlures.

Dans les rétrécissements récents, on constate des
gonflements, de la tuméfaction de la muqueuse,
avec bourgeons granuleux et traînées périphé-
riques.

Dans les rétrécissements anciens, il reste des brides
et des traînées cicatricielles ; toutes ont une direction plus ou moins radiée en entonnoir, pour aboutir
à un point particulièrement rétréci de la muqueuse
œsophagienne.

Dans un cas qu'il nous a été donné d'examiner à

(1) EBSTEIN, *Wiener klin. Woch.*, 1899.

l'œsophagoscope, chez un malade du service du professeur Terrier, il nous a été permis de constater cette disposition radiée. Dans ce cas, l'orifice, très étroit, était excentrique.

Très souvent nous avons constaté que le pertuis rétréci est excentrique.

THÉRAPEUTIQUE. — La thérapeutique de ces rétrécissements cicatriciels est jusqu'à présent assez pauvre, à part la dilatation aveugle avec la sonde. L'œsophagotomie interne n'a guère été pratiquée. Il nous a semblé que l'on pourrait très bien, sous le contrôle de la vue, sectionner le rétrécissement à l'aide d'un dispositif un peu spécial. C'est dans ce sens que nous avons, avec le professeur Le Dentu, fait construire un œsophagotome pour sectionner un rétrécissement cicatriciel chez un malade de son service ; les résultats opératoires ont confirmé nos prévisions (1). C'est là véritablement l'œsophagotomie au grand jour, sous le contrôle direct de la vue.

Cancer de l'œsophage. — DIAGNOSTIC. — A condition d'être très prudent, l'examen à l'œsophagoscope peut rendre les plus grands services pour le diagnostic du *cancer* de l'œsophage.

Ce sont surtout les lésions du début qu'il importe de reconnaître en matière de cancer de l'œsophage.

(1) *Société de l'Internat*, 26 janvier 1905.

Von Acker et Gottstein ont constaté à cette phase des sortes d'îlots d'infiltration soulevant la muqueuse ; celle-ci devient rougeâtre avec, çà et là, des vaisseaux injectés, des points cyanotiques ; la lumière de l'œsophage se rétrécit légèrement, et, même avant l'ulcération, on constate de petites hémorragies au niveau de la tumeur. Ceci serait pathognomonique.

Stöerk insiste sur les signes suivants : immobilité respiratoire de la muqueuse, saignements quand on la touche avec un tampon, infiltration en nappe, suppuration superficielle au niveau de la tumeur.

Gottstein, à la suite d'un grand nombre d'examens œsophagoscopiques, a décrit les formes suivantes dans le cancer de l'œsophage : 1° *infiltration segmentaire* de la paroi sous forme de petites plaques blanches épaissies et rouge vif ; 2° carcinome annulaire avec anneau carcinomateux plus ou moins étendu et ulcération bourgeonnante siégeant au-dessus d'un point très rétréci. Immédiatement au-dessus, l'œsophage est très dilaté ; sa muqueuse est plus ou moins altérée. Tel est l'aspect que l'on observe la plupart du temps ; 3° infiltration carcinomateuse de l'œsophage en forme d'*entonnoir* ; 4° *végétations sanguinolentes et en choux-fleurs* ; 5° *végétation papillomateuse* de l'œsophage.

Des plaques de *leucoplasie œsophagienne* ont été

décrites au-dessus du point rétréci par von Acker et Rosenheim.

Dans un cas que nous avons constaté, le cancer était constitué par une sorte de végétation polypeuse très longue reposant sur une base indurée.

Il semble donc bien que cette méthode permet à coup sûr de diagnostiquer *de visu* le cancer à son stade de début, c'est-à-dire au moment où il peut être intéressant de diriger contre lui un traitement chirurgical utile.

Dans les cas de doute, rien n'est plus facile, par la lumière de l'œsophagoscope et à l'aide d'une pince appropriée, de prendre un fragment de la tumeur et d'en faire l'examen histologique.

THÉRAPEUTIQUE. — Tout en n'engageant pas trop les chirurgiens dans cette manière de faire, il semble cependant, d'après un travail récent de Schutz, que l'on puisse, grâce à l'œsophagoscope, dilater les rétrécissements cancéreux, en les sondant régulièrement, si l'on a pris une connaissance bien exacte des lésions. Cette pratique diminuerait les douleurs, faciliterait le passage des aliments, améliorerait l'état général et aurait enfin un effet moral sur le malade, ce qu'il ne faut jamais négliger en semblable circonstance.

Certaines végétations polypeuses peuvent être extraites par cette voie. Les rétrécissements cancé-

reux peuvent être dilatés, l'alimentation du malade
sera permise dans une certaine mesure. Nous avons
pu, sur un malade de l'hospice d'Ivry, grâce à cette
dilatation prudente, faciliter l'alimentation solide
pendant assez longtemps.

Ulcérations de l'œsophage. — Les ulcérations de la muqueuse œsophagienne pourront être
diagnostiquées directement par l'œsophagoscopie.
On sait qu'elles sont très variées et très étendues.

Les *lésions inflammatoires* présentent des caractères spéciaux facilement reconnaissables. Gottstein
rapporte deux cas, l'un de Mikulicz, l'autre de
Rosenheim, où l'œsophagoscopie permit de faire le
diagnostic exact, alors que les malades avaient été
envoyés à la clinique pour carcinome.

Des *fissures* ont été observées par von Acker (1),
ressemblant à des fissures anales, se traduisant par
des signes de néoplasme du cardia, mais sans
crampes douloureuses.

L'œsophagoscopie sauva dans ces cas les malades
de la gastrostomie, que les symptômes cliniques
semblaient indiquer.

Des ulcérations syphilitiques ont été reconnues
ainsi que des rétrécissements de même nature avec
tous leurs caractères habituels.

---

(1) V. Acker. *Wiener klin. Woch.*, 1889, p. 469.

Gottstein a fait le diagnostic d'un cas d'actino-
mycose de la muqueuse de l'œsophage par l'excision
d'un fragment de la tumeur.

Pour von Acker même, l'œsophagoscopie per-
mettrait de reconnaître l'abcès péri-œsophagien, de
le ponctionner et de le vider par l'intérieur de
l'œsophage.

Spasme et atonie de l'œsophage. — L'œso-
phagisme est d'un diagnostic parfois difficile à
établir; les symptômes classiques du spasme
peuvent manquer; la dysphagie peut s'établir lente-
ment. Le cathétérisme permet bien, le plus souvent,
de reconnaître cette affection; quelquefois cependant
la sonde semble serrée dans le rétrécissement et
peut donner l'impression d'une lésion organique.
L'examen œsophagoscopique nous a permis, dans
deux cas, de faire le diagnostic entre le spasme et le
cancer. Gottstein et Mikulicz citent également de
nombreux exemples analogues.

Le cardiospasme de Strumpell, sorte de contracture musculaire du cardia pouvant amener consécutivement une dilatation rétrograde de l'œsophage,
peut être reconnu par l'œsophagoscopie. L'absence
de lésions cicatricielles, la forme régulière de la
poche dilatée sont tout à fait typiques.

Diverticules de l'œsophage. — Le diagnostic
des diverticules de l'œsophage n'est guère basé que

GUISEZ. — Trachéobronchoscopie. 4

sur des signes fonctionnels (régurgitation, déglu-
titions vicieuses, amaigrissement et mauvais état
général). L'œsophagoscopie permet de les constater
objectivement. Killian cite trois cas, von Acker et
Rosenheim deux, où l'œsophagoscope pénétra dans
une poche muqueuse dont les parois lui offraient par-
tout de la résistance et dans laquelle on n'apercevait
nulle part d'orifice. Si le malade avait une régurgitation, on voyait l'orifice inférieur de l'œsophage ;
mais il était très difficile, un moment après, de s'y
engager.

Ces renseignements sont d'autant plus précieux
que les diverticules de l'œsophage sont souvent
très graves, donnent lieu à de la cachexie rapide et
peuvent se compliquer de perforation avec accident fatal. On sait, d'autre part, que l'on peut
rendre au malade de réels services par la cure radi-
cale avec extirpation de ces sortes de tumeurs
(Depage, Kocher, Billroth, Goris, etc.).

VI. — TECHNIQUE
DE LA LARYNGOTRACHÉOBRONCHOSCOPIE

La technique de cette méthode, dérivée, ainsi que nous l'avons vu plus haut, de l'œsophagoscopie, ressemble à celle-ci par beaucoup de points communs; toutefois elle est beaucoup plus difficile et mérite une description minutieuse.

Par définition, cette méthode permet l'examen successif du larynx, de la trachée et des bronches, chacun de ces examens se complétant réciproquement.

Toutefois, et pour plus de clarté, nous décrirons à part la laryngoscopie, puis la trachéobronchoscopie.

1. — LARYNGOSCOPIE DIRECTE.

C'est à Kirstein que revient le mérite d'avoir décrit systématiquement la laryngoscopie directe. A l'aide d'une spatule spéciale, la tête du malade étant très fortement penchée en arrière, la langue étant tirée hors la bouche et projetée en avant, Kirstein parvenait très bien à voir le vestibule du larynx, la glotte dans sa totalité et même la région sous-glottique.

Mais, ainsi que le dit Killian, la plupart des malades acceptent peu volontiers cet examen particulier; la spatule de Kirstein est en effet très large, la partie la plus étroite mesurant encore 1 centimètre et demi; elle écarte très fortement les parties molles et impressionne péniblement le malade, d'où des réflexes fâcheux la rendant inapplicable, et cela malgré la cocaïnisation.

Kirstein lui-même, du reste, admettait que chez beaucoup de sujets cette méthode était inapplicable et que la plupart du temps elle ne permettait pas la vue de la commissure antérieure des cordes vocales.

Grâce à une modification heureuse de cette spatule, que l'on a rendue tubulaire, grâce à son extrémité inférieure taillée en biseau, à son bord inférieur relevé en bec, à ses dimensions beaucoup plus restreintes, cette méthode d'exploration est devenue très aisée (fig. 3).

Manuel opératoire. — Pour l'examen direct du larynx chez les adultes, la position assise suffit la plupart du temps.

Le malade tirant fortement la langue, la tête renversée en arrière, repose sur un siège très bas à dos vertical; l'opérateur se place latéralement d'un côté ou de l'autre, de préférence à gauche du malade. Ayant cocaïné bien exactement, tout comme pour l'œsophagoscopie et de la même manière, l'arrière-gorge, la base de la langue, la région épiglottique, l'opérateur introduit le tube-spatule (fig. 3) légèrement chauffé, et le dirige de telle façon que l'extrémité inférieure du biseau soit placée en avant. Cette introduction se fait soit sur la ligne médiane, en rasant les incisives supérieures, soit par l'une ou l'autre des commissures buccales, qui sont, dans la position de la tête renversée et légèrement inclinée du côté opposé, immédiatement au-dessus du larynx.

L'éclaireur étant bien vérifié et le tube-spatule passé comme il vient d'être dit, on reconnaît successivement par la lumière du tube, le fond de la bouche, le dos de la langue, le voile du palais, la luette, la paroi postérieure du pharynx.

Parvenu à ce niveau, l'opérateur ramène l'extrémité inférieure en avant par un mouvement de bascule et il ne tarde pas à découvrir l'épiglotte. Puis, enfonçant de quelques millimètres le tube-spatule, tout en le redressant, il charge pour ainsi dire l'épiglotte et découvre ainsi progressivement d'abord la saillie piriforme des deux aryténoïdes et la région de la glotte. Il ordonne aux malades d'émettre différents sons pour bien voir le jeu des cordes vocales, lui fait faire plusieurs larges inspirations, et ainsi il découvre très bien la région sous-glottique et même tout ou partie de la trachée.

Chez les enfants, la position de Rose avec anesthésie chloroformique permet seule l'application de la méthode.

Indications. — La laryngoscopie directe rend de grands services chez un certain nombre de malades.

DIAGNOSTIC. — Chez l'adulte, elle permet seule l'examen du larynx dans certains cas de sensibilité excessive du vestibule laryngé. C'est, dit Kirstein, un procédé vraiment chirurgical qui dégage, comme avec une sorte de spéculum, toute la face interne du larynx. Quand l'épiglotte est molle ou procidente, le tube-spatule la relève très bien et permet de voir toute la région de la glotte. On sait en effet toutes les difficultés que présente la laryngoscopie indirecte dans ces cas, témoin le nombre de releveurs de l'épiglotte qui ont été imaginés, tous aussi peu commodes et aussi douloureux les uns que les autres d'ailleurs. Quand le rapprochement des mâchoires, soit par inflammation, soit par phlegmon, empêche l'introduction du miroir, on peut très bien, par l'une des commissures, glisser un petit tube et avoir ainsi un libre accès dans le larynx.

Cette méthode laisse voir les lésions de la partie postérieure du larynx, si fréquentes dans la tuberculose. Grâce à l'emploi du tube-spatule qui a remplacé l'ancienne spatule de Kirstein, elle permet aussi de bien explorer la commissure antérieure et la région immédiatement sous-glottique.

Entre les mains de Killian, « elle a déterminé les causes des troubles phonatoires et respiratoires, tels que catarrhes simples, nodules vocaux, manifestations diphtéritiques, papillomes, sténoses laryngées ou trachéales, dus à des proliférations ou à des cicatrices consécutives à des opérations de trachéotomie » (1).

L'image du larynx est bien plus belle quand elle est vue directement.

C'est là une véritable méthode d'enseignement. Dans les cas de paralysie récurrentielle, l'image devient si nette qu'un simple débutant peut en faire le diagnostic.

Chez les malades trachéotomisés, on sait qu'il est très difficile de voir le larynx. Toute tonicité a disparu, l'épiglotte, les bandes ventriculaires sont affaissées. Grâce à la laryngoscopie directe, on peut examiner facilement, surveiller les lésions laryngées, voir à quel moment on pourra décanuler le malade.

Chez les enfants, c'est grâce à cette méthode que le larynx pourra être examiné : il ne faut point songer ici à l'emploi du miroir.

Depuis qu'elle est en usage, elle a modifié beau-

(1) *Bulletins de la Société de Laryngologie de Bruxelles,* juin 1903.

coup les idées que l'on se faisait sur le diagnostic et la thérapeutique des différentes affections du larynx à cet âge.

THÉRAPEUTIQUE. — Au point de vue thérapeutique, elle rend beaucoup de services, elle permet des interventions sur le larynx des jeunes sujets (ablation de corps étrangers, de papillomes multiples) et leur évite tous les inconvénients de la thyrotomie.

Chez les adultes, par le simple tube-spatule, on peut aisément pratiquer des opérations endolaryngées. Le larynx est pour ainsi dire « sous la main ». Les interventions se faisant directement sont beaucoup plus aisées. — On n'a point ici à tenir compte du renversement de l'image, comme dans la laryngoscopie indirecte.

Killian cite le cas d'une femme de soixante et onze ans à laquelle il a enlevé très facilement un polype du repli ary-épiglottique gauche. Le tube-spatule nous a permis d'extraire un polype de la commissure antérieure du larynx. Toutes les opérations sur la face laryngée de l'épiglotte pour tumeur ou lupus ne seront guère possibles qu'à l'aide du tube.

Les rétrécissements du larynx peuvent être dilatés directement sous le contrôle de la vue avec des bougies droites. C'est même à l'occasion d'un rétrécissement spécifique du larynx que nous avons fait nos premiers essais de laryngoscopie directe.

Cela ne veut pas dire que le miroir laryngé doive être abandonné pour le tube ; les deux modes d'exploration conserveront toujours leurs indications et l'examen au miroir, si facile, devra toujours être fait en premier lieu.

Ce n'est que dans les cas où les indications fournies par cette méthode sont insuffisantes que l'on doit recourir à la laryngoscopie directe.

Contre-indications. — L'examen avec le tube présente cependant cet inconvénient, que la main gauche est tout à fait immobilisée, qu'elle doit exercer une assez forte pression pendant toutes les interventions. Le tube est assez douloureux et il glisse trop facilement sur les parties molles. Il gêne les mouvements du larynx et ne devra jamais être employé pour le diagnostic des troubles moteurs du larynx.

Quoi qu'il en soit et chaque fois que la laryngoscopie indirecte ne peut pas être appliquée, en particulier chez les enfants, l'examen avec le tube conserve des indications bien nettes.

2. — TRACHÉOBRONCHOSCOPIE DIRECTE.

Le tube-spatule permet bien de voir une portion de la trachée et même jusqu'à sa bifurcation. Toutefois, pour l'examen de la partie inférieure de la trachée, il est nécessaire de se servir de tubes plus longs pouvant franchir la glotte et descendre plus ou moins bas dans l'intérieur de ce conduit.

On conçoit que la technique doit être un peu plus délicate que pour le simple examen avec le tube-spatule.

Étant données les difficultés d'éclairage à l'extrémité des tubes longs et étroits, pour pratiquer convenablement la trachéoscopie, ceux-ci devront être aussi larges et aussi courts que possible.

C'est sur cette idée directrice que l'on devra se baser pour le *choix* des tubes. On devra tenir compte aussi des dimensions de la trachée et de la portion que l'on voudra examiner.

Choix des tubes. — 1° CALIBRE DES TUBES. — Le *calibre* de la trachée, comme sa longueur, sont soumis à de grandes variations qui dépendent de l'âge, du sexe du sujet à examiner.

Il est donc indispensable, avant d'introduire les tubes, d'avoir des notions bien exactes sur les dimensions de la trachée et de la glotte chez le malade.

Chez l'homme adulte, la *glotte* mesure dans le sens antéro-postérieur 20 à 25 millimètres et 10 à 15 millimètres à sa base dans l'expiration forcée. Selon Moura, la glotte peut atteindre par distension chez l'homme 27 millimètres et chez la femme 20 millimètres, mais pour ne causer aucune lésion, on ne doit point, en principe, introduire de tubes dé-passant 18 millimètres de diamètre chez l'homme et 15 chez la femme, on évitera ainsi au malade toute éraillure de la muqueuse et tout gonflement consécutif de celle-ci.

La *trachée* a un diamètre transversal de 20 milli-mètres chez l'homme, de 16 millimètres chez la femme; son diamètre antéro-postérieur, plus court, est de 14 millimètres chez l'homme et de 12 milli-mètres chez la femme, mais on doit tenir compte de ce fait que la paroi postérieure de la trachée est extensible jusqu'à un certain point, que la trachée peut très bien prendre une forme cylindrique et ramener par conséquent ses dimensions à celles d'un cylindre, comme l'est le tube bronchoscope. Le diamètre de ce tube sera chez l'homme de 16 milli-mètres à 22 millimètres et chez la femme de 13 à 16 millimètres, mais ce sont là des chiffres extrêmes, et comme on doit tenir compte de la taille, du sexe, de la configuration spéciale de la trachée, on n'intro-duira jamais dans celle-ci de tubes supérieurs à 15 millimètres chez l'homme et à 12 chez la femme.

Chez l'enfant, il est toujours assez embarrassant de savoir exactement quels tubes employer. On pourrait bien établir, d'après l'âge, des tableaux pouvant renseigner de suite l'opérateur, mais on est obligé de tenir compte aussi de la taille et du développement du malade. Marc Sée donne les chiffres suivants de diamètre moyen de la trachée chez l'enfant : deux ans, 7 à 8 millimètres ; quatre à sept ans, 8 à 10 millimètres ; dix ans, 12 millimètres.

2° LONGUEUR DES TUBES. — Pour ce qui est de la longueur du tube, on se basera sur les mêmes considérations. On tiendra compte de la région de la trachée à explorer, on s'aidera de la radiographie s'il s'agit d'un corps étranger à extraire. On se rappellera que la distance qui sépare les arcades dentaires de l'entrée de la trachée est d'environ 14 à 15 centimètres ; quant aux dimensions proprement dites de la trachée, il faudra savoir que celle-ci mesure en moyenne 12 centimètres chez l'homme, 9 à 10 centimètres chez la femme ; chez l'enfant nouveau-né, elle se réduit à 4 centimètres et demi ; à quatre ans, elle mesure 6 centimètres.

En résumé, *pour la trachéoscopie* on emploiera des tubes de 25 à 30 centimètres de long et de 12 à 15 millimètres de diamètre chez l'homme ; chez la femme toutes ces dimensions seront moindres d'un tiers ; chez l'enfant ils mesureront de 15 à 20 centimètres de long sur 5 à 10 millimètres de large.

Pour la bronchoscopie, on devra se servir forcément de tubes plus longs et plus minces ; on devra, se rappeler les dimensions des deux bronches, on saura que la bronche gauche (10 millimètres) est moins volumineuse que la droite (13 millimètres).

Les tubes bronchoscopiques devront avoir, pour l'examen des grosses bronches, 8 à 10 millimètres de diamètre et 30 à 40 centimètres de longueur.

On voit que, pour l'examen des bronches et de la trachée dans sa partie inférieure, on doit se servir de tubes relativement longs et étroits ; or, l'éclairage à l'extrémité des tubes de petit calibre se fait difficilement : il y a donc intérêt, pour l'examen bronchoscopique en particulier, de se servir de tubes moins longs ; de là est venue l'idée de se servir d'une plaie de trachéotomie pour inspecter les bronches (Schrötter et Piniazeck). Cette dernière méthode constitue la *bronchoscopie inférieure*, par opposition à la *bronchoscopie supérieure* où les tubes sont introduits directement par le larynx.

La technique diffère suivant que l'on introduit les tubes par le larynx ou la trachée, que l'on pratique la trachéobronchoscopie supérieure ou la trachéobronchoscopie inférieure.

1º **Technique de la trachéobronchoscopie supérieure**. — Pour l'introduction des tubes dans le larynx, la technique ne diffère guère de celle que nous avons décrite à propos de la laryngoscopie directe.

Manuel opératoire. — La cocaïnisation se fera de même que pour la laryngoscopie, mais comme les tubes doivent dépasser la glotte, on aura soin d'anesthésier bien exactement les cordes vocales, la région sous-glottique du larynx et même la partie supérieure de la trachée à l'aide de la seringue laryngée.

Avant de commencer l'intervention, on explorera la sensibilité du larynx à l'aide d'un porte-coton ou d'un stylet laryngé et, comme pour toutes les interventions sur le larynx, on ne commencera que lorsque l'on sera bien sûr de son anesthésie.

La position assise, la tête fortement renversée en arrière, la nuque soutenue par un aide, est la position de choix pour l'examen de la trachée (fig. 14) ; les tubes seront préparés dans un plateau tout comme pour l'œsophagoscopie, un grand nombre de porte-coton montés seront à portée de l'observateur ainsi que la pompe à mucus, la solution de cocaïne et de l'huile stérilisée.

En règle générale, l'examen à l'aide du tube-spatule sera toujours fait en premier lieu.

Le tube est introduit dans la bouche par l'une des commissures labiales jusqu'au fond de la gorge, sous le contrôle de la vue ; il gagne la glotte tout comme précédemment dans la laryngoscopie directe.

Il nous a paru utile, tandis que la main droite tient

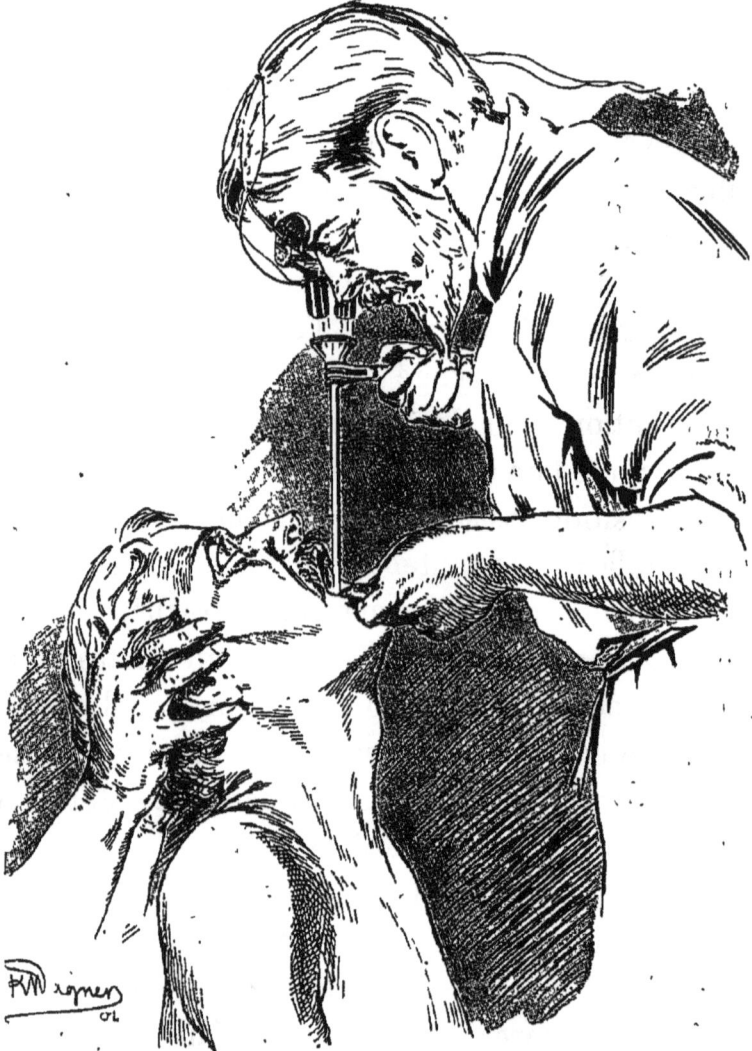

Fig. 14. — Trachéobronchoscopie supérieure dans la position assise. Exploration de la trachée.

solidement le tube, de fixer de la main gauche le larynx

pour éviter toute déviation de cet organe et pour se
rendre compte de la direction à donner au tube dans
le cas de déplacement du larynx par tumeur de voisinage. Lorsque l'on est sûr que la direction donnée
au tube est la bonne, la main gauche quitte le
larynx, l'index est introduit dans la bouche sur la
base de la langue jusqu'au sinus piriforme gauche.
L'observateur suit bien exactement le mouvement
de descente du tube par la lumière de celui-ci. Il
aperçoit le bord supérieur de l'épiglotte ; il entend
très bien une sorte de bruit canulaire dû à la ré-
sonance de l'air expiré sur les parois mêmes du
tube : l'ensemble de ces signes lui indique qu'il est en
bonne position.

Pour franchir la glotte, un *tour de main* est
nécessaire et c'est, selon nous, le temps essentiel et
tout le secret de la trachéobronchoscopie supérieure.

Il consiste en une sorte de mouvement de bascule qu'on fait exécuter à l'extrémité inférieure
du tube avec l'index gauche. On récline de cette
façon l'épiglotte et la colle contre la base de la
langue.

Pour que ce temps puisse s'effectuer commodé-
ment, il est nécessaire que l'on ne soit point gêné
par les arcades dentaires supérieures ; c'est pour
cela qu'il vaut mieux introduire le tube par l'une des
commissures.

Continuant le mouvement de descente du tube, lorsque toute l'étendue de la glotte est en vue, lorsque la commissure antérieure des cordes vocales est bien aperçue sur le prolongement de la partie antérieure du tube et que l'on peut présumer d'autre part que le tube a suffisamment basculé pour ne point accrocher en arrière la saillie piriforme des aryténoïdes, on ordonne au malade une large inspiration et en un seul temps on franchit la glotte et pénètre dans la trachée.

Cocaïnant de proche en proche, on peut introduire le tube jusqu'à la bifurcation de la trachée.

Difficultés opératoires. — 1° DIFFICULTÉS DE LA MÉTHODE PROVENANT DE L'OPÉRATEUR. — Un certain nombre de difficultés peuvent se présenter dans l'exécution de ce temps ; l'épiglotte peut être difficile à accrocher avec le bord du tube et à relever vers la base de la langue.

Chez les gens âgés, l'extension de la tête est assez difficile par suite de la raideur de la colonne vertébrale. La base de la langue et l'appareil ligamenteux hyoïdien se mobilisent très difficilement dans certains cas. Ces obstacles n'existent pour ainsi dire plus depuis que l'on emploie le tube-spatule. Celui-ci relève et charge très facilement l'épiglotte. Dès lors, rien n'est plus facile, laissant en place de la main droite ce tube-spatule en bonne position, d'introduire de la main gauche des tubes plus étroits pour l'examen de la trachée ou même des bronches; il sert donc dans tous ces cas de véritable conducteur pour les tubes de plus petit calibre.

L'introduction des tubes de petit calibre est toujours en effet assez difficile, bien que le contraire semble devoir exister *a priori*. Il est malaisé de les bien diriger vers la glotte, ils peuvent accrocher les aryténoïdes et l'épiglotte, et ils s'égarent facilement dans les sinus du larynx.

Dans tous les cas où une difficulté quelconque survient, il faut recourir immédiatement à la position couchée, la tête fortement inclinée en arrière, les épaules soulevées par un coussin (fig. 15).

La chloroformisation est parfois nécessaire chez les sujets nerveux et excitables. Chez les enfants, elle est toujours indispensable ; c'est chez eux surtout, où l'on se sert de tubes très étroits, où l'épiglotte présente une mollesse spéciale, que le tube-spatule rend les plus grands services.

Pour l'introduction des tubes dans les bronches, la position couchée est indispensable, la tête doit être en hyperextension, la face tournée du côté de la bronche à explorer ; on se sert de la commissure labiale gauche si l'on veut explorer la bronche droite et réciproquement.

Le tube ayant pénétré jusqu'à l'éperon bronchi-

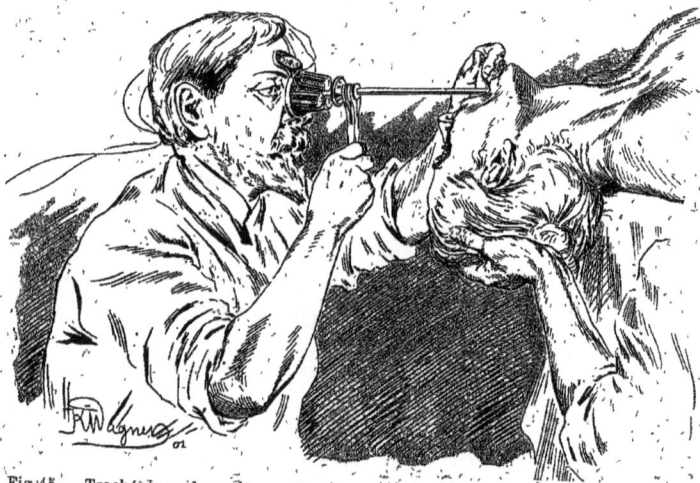

Fig. 15. — Trachéobronchoscopie supérieure en position couchée. Exploration de la trachée.

que, pour le franchir, on devra l'incliner plus ou moins, de façon à effacer l'angle que fait la bronche avec la trachée. Au fur et à mesure que le tube pénètre dans la bronche, on la cocaïnise de proche en proche et l'on peut, sans éveiller aucun réflexe, parvenir jusqu'à sa terminaison. Il est remarquable de voir comme la bronche, très mobile en somme, épouse la direction d'un tube rigide que l'on introduit ainsi à son intérieur. Bien que l'anesthésie générale soit employée la plupart du temps pour l'examen des bronches, il est souvent utile de cocaïner la muqueuse trachéale et bronchique pendant la narcose ; on supprime ainsi des réflexes que le chloroforme fait difficilement abolir.

Le temps qui consiste à franchir l'éperon et à pénétrer dans les bronches est très facile pour ce qui est de la bronche droite qui continue en quelque sorte la direction de la trachée.

L'éperon qui sépare les deux bronches n'est pas en effet exactement sur la ligne médiane, mais à gauche de cette ligne (fig. 16). Il est du reste à remarquer que c'est dans la bronche droite que l'on a à intervenir le plus souvent, les corps étrangers y pénétrant beaucoup plus facilement pour toutes les raisons que nous venons d'énumérer.

Pour introduire les tubes étroits et pénétrer dans les bronches, Killian avait fait construire des tubes

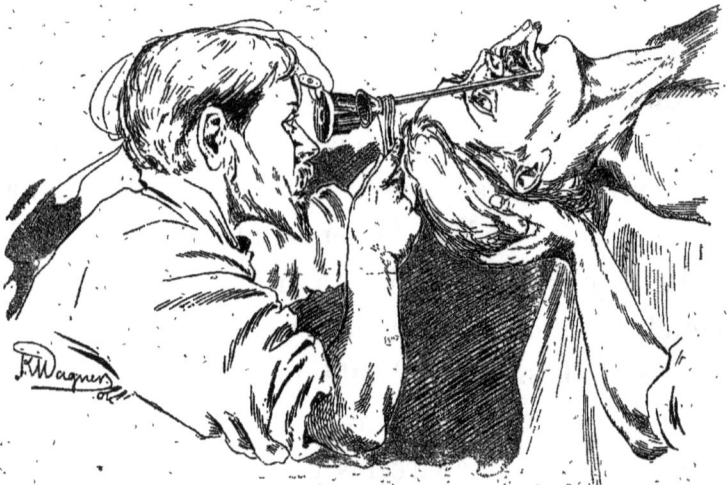

Fig. 16. — Trachéobronchoscopie supérieure. Tube dirigé vers la bronche gauche.

en fourchettes séparés par le milieu. Mais l'usage du tube-spatule les a avantageusement remplacés.

Lorsque le sujet s'y prête, l'ensemble de l'intervention, introduction dans la trachée et les bronches, ne dure que quelques minutes. Si l'on rencontre quelques difficultés, il ne faut point prolonger l'examen ni les tentatives au delà d'une dizaine de minutes ; comme il ne s'agit pas là d'une intervention d'extrême urgence, mieux vaut laisser le malade, et remettre l'examen à deux ou trois jours plus tard. Un entraînement progressif et méthodique pourra être ainsi obtenu tant de la part du malade que de celle de l'opérateur.

En tout cas, on devra s'arrêter dès que surviennent des réflexes pénibles, de la toux, nausées, efforts de vomissement, dès que la salive est tant soit peu sanguinolente ou que l'observateur éprouve la moindre résistance à l'introduction des tubes.

Pour se familiariser avec la méthode avant de l'essayer sur le vivant, on pourra s'exercer sur le cadavre, mais ici, les bronches, la trachée ayant perdu toute tonicité, se perforent avec la plus grande facilité. Mieux vaut employer le *laryngo-fantôme* que Killian a fait construire pour cet usage (fig. 17). Les tubes étant introduits dans ce fantôme selon les règles énumérées précédemment, on s'appliquera à régler la lumière de l'éclaireur

pour avoir le maximum d'intensité, à lire à l'extrémité des tubes l'effigie de pièces de monnaie, à reconnaître de menus ob-
jets.

2° Difficultés pro-
venant du malade lui-
même. — On peut ren-
contrer un certain
nombre de difficultés
provenant du malade
lui-même :

a. *Nervosité.* —
On fera bien de faire
prendre au malade
dans les jours qui pré-
cèdent 2 à 4 grammes
de bromure dans une
potion et de lui faire,
une demi-heure avant

Fig. 17. — Laryngo-fantôme de Killian.

l'intervention, une piqûre de 1 centigramme de
morphine. Si l'on éprouve de réelles difficultés, on
n'hésitera pas à recourir au chloroforme.

b. *Abondance des mucosités.* — Souvent elles
encombrent le champ du tube et la bronche à
explorer. On pourra s'en débarrasser à l'aide des
tampons d'ouate montés à l'extrémité de porte-
coton fréquemment renouvelés. La pompe à mucus

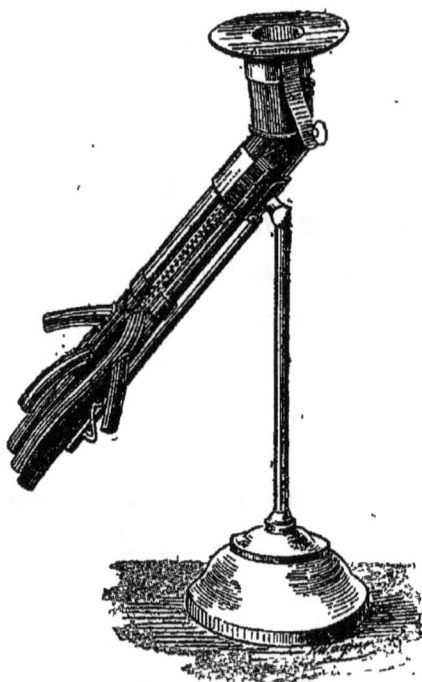

de Killian s'adaptant à des tubes plus ou moins longs ou même dans certains cas à la tubulure latérale de tubes bronchoscopiques construits spécialement pour cet usage (fig. 11 et 12) pourra assécher la région à explorer; une injection d'atropine faite un quart d'heure auparavant est parfois nécessaire.

c. *Etat stomacal du malade.*—Les réflexes peuvent en effet de ce côté devenir très pénibles et empêcher l'intervention; aussi autant que possible on ne devra opérer que sur des malades à jeun et même, dans certains cas d'urgence, on pourra vider au préalable l'estomac.

d. *Suffocation.* — Il est, comme dit Killian, un fait à prendre en sérieuse considération : on peut, si l'on pénètre avec un tube dans une bronche obstruée par un corps étranger, ou lorsqu'une partie du poumon est privée de ses fonctions d'hématose, amener un violent accès de suffocation parce que l'air n'entre pas en quantité suffisante à côté du tube pour aller dans la partie saine du poumon; dès lors il faudra remplacer ce tube par un autre de même dimension présentant une ouverture elliptique latérale vers son extrémité inférieure, permettant à l'air de passer vers la bronche restée libre.

2° *Technique de la trachéobronchoscopie inférieure.* — Dans certains cas, il est impossible de franchir la glotte; d'autres fois les tubes seront trop étroits et trop longs pour permettre une vision bien

nettc à leur extrémité : il convient alors de recourir,
le plus tôt possible à la *trachéotomie temporaire*.

Cette opération est pratiquée sur les trois ou

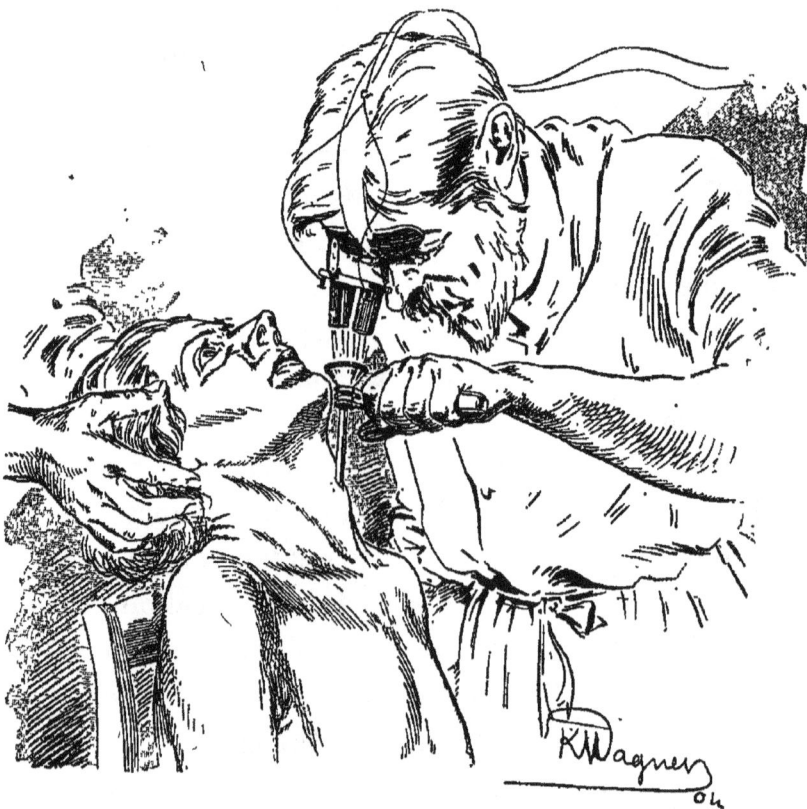

Fig. 48. — Trachéobronchoscopie inférieure. Position assise. Exploration
de la bronche droite.

quatre premiers anneaux de la trachée. Si le temps
presse, on procédera de suite à l'introduction des
tubes, mais la plupart du temps il est préférable
de mettre une canule à demeure pendant deux

ou trois jours, de laisser reposer le malade et
de procéder ensuite à l'introduction des tubes.

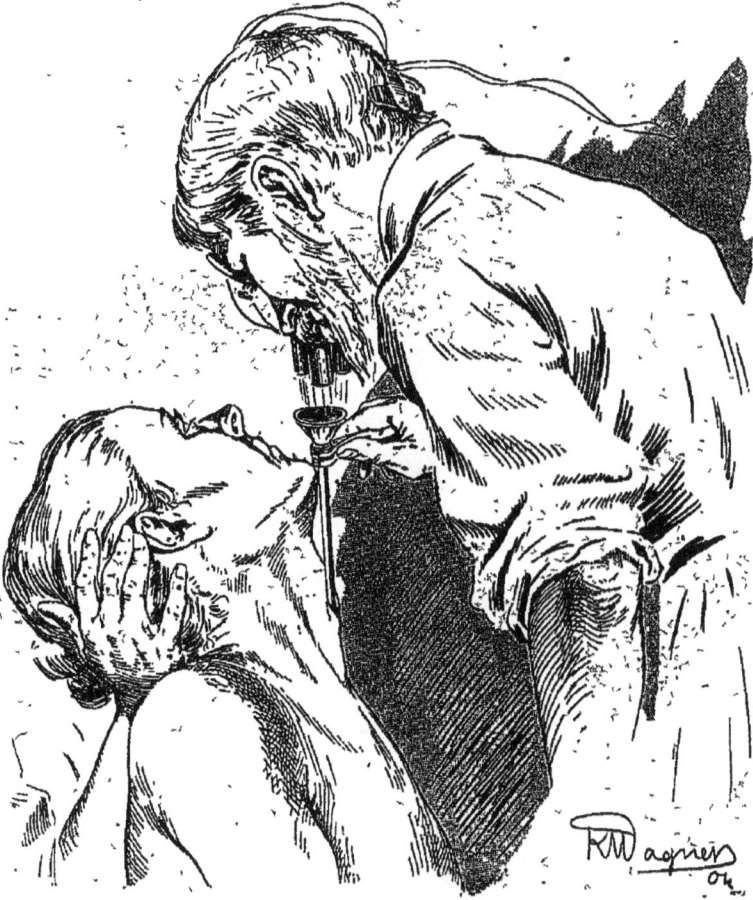

Fig. 19. — Trachéobronchoscopie inférieure, position assise.
Exploration de la bronche gauche.

Schrötter et Piniazeck ont eu l'idée les premiers
d'introduire des tubes par la plaie de trachéotomie et ont créé la *trachéobronchoscopie inférieure*.

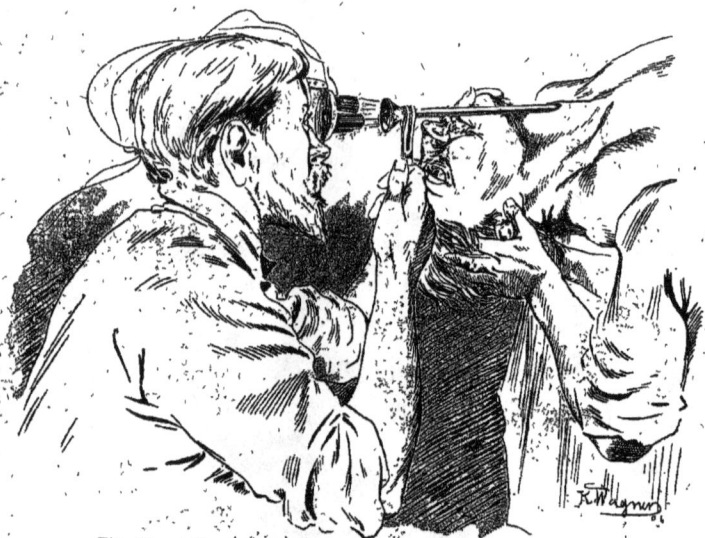

Fig. 20. — Trachéobronchoscopie inférieure, position couchée.
Exploration de la bronche gauche.

Manuel opératoire. — Cètte opération se pratique le malade étant dans la position assise (fig. 18 et 19), la tête inclinée de côté et en arrière, et la face tournée du côté de la bronche à explorer.

Il est facile de cocaïner les bords de la plaie de trachéotomie, la face interne de la trachée au-dessus et au-dessous de son ouverture, d'introduire les tubes et de voir la trachée, l'éperon bronchique.

A l'aide de tubes plus étroits, de proche en proche, on pourra pénétrer dans les bronches et arriver aux premières ramifications bronchiques.

La portion de la trachée située immédiatement au-dessus de la plaie est cependant assez difficile à explorer. On y parvient en mettant les malades dans la position couchée (fig. 20) et en se servant de tubes courts dont on dirige l'ouverture vers le haut.

La bronchoscopie inférieure fatigue très peu le malade. Elle permet souvent de voir, grâce à la moindre longueur des tubes employés, alors que la bronchoscopie supérieure avait échoué.

La création de cette plaie ne comporte d'ailleurs qu'une faible complication : dès que l'intervention est terminée, le corps étranger enlevé par exemple, un pansement aseptique est mis sur la plaie et la cicatrisation s'obtient en cinq ou six jours. Point n'est besoin de suturer cette plaie qui ne demande qu'à se cicatriser dès que la canule est enlevée.

VII. — INDICATIONS ET RÉSULTATS DE LA TRACHÉOBRONCHOSCOPIE

1. — CONFIGURATION INTERNE NORMALE DE LA TRACHÉE.

Un des premiers résultats de la trachéobroncho-scopie est de nous donner des indications exactes sur la configuration normale des voies aériennes.

Vue dans le bronchoscope, la trachée nous apparaît comme un tube un peu aplati en arrière, de couleur rougeâtre, avec des parties plus claires, blanchâtres, correspondant aux cartilages.

Ce conduit est cependant aplati latéralement en deux points, l'un supérieur ou dépression *thyroï-dienne*, plus ou moins marquée suivant le déve-loppement qui est imprimé sur elle par le lobe gauche du corps thyroïde, l'autre inférieur, *aor-tique*, situé tout près de la bifurcation déterminée par le passage de la crosse de l'aorte. En cet endroit, la paroi trachéale nous apparaît comme secouée par des battements souvent « effrayants à voir ».

A la partie tout à fait inférieure du conduit trachéal, on aperçoit une sorte de crête sagittale divi-sant en deux parties inégales la lumière de la trachée. La partie droite est de beaucoup la plus large, la

crête est donc déviée à gauche d'une façon générale.
D'après Semon, sur 57 p. 100 des sujets, elle est
déviée à gauche ; sur 42 p. 100, elle occupe la ligne
médiane, et dans le reste elle est à droite. Cette
crête, très mince au milieu, s'élargit et se relève en
avant pour constituer le triangle antérieur de
l'éperon ; en arrière, elle se comporte de même
pour constituer le triangle postérieur de l'éperon,
beaucoup moins large que l'antérieur.

2. — INDICATIONS DE LA TRACHÉOBRONCHOSCOPIE.

Cette méthode peut être employée avec fruit
pour le diagnostic et la thérapeutique d'un grand
nombre d'affections de la trachée et des bronches.

Corps étrangers des voies aériennes. — Au
premier chef il convient de placer les *corps étrangers* des voies aériennes, dont la pathologie est
complètement renouvelée depuis l'introduction du
bronchoscope.

DIAGNOSTIC. — Jusqu'en ces dernières années en
effet, le *diagnostic* des corps étrangers bronchiques
était très aléatoire. Les commémoratifs, le récit du
malade ne donnent que bien peu de renseignements.
« Quand on connaît bien l'histoire des corps étrangers
des régions facilement accessibles, telles que les
fosses nasales ou le conduit auditif, on est convaincu
du peu de cas que l'on doit faire des renseignements

fournis par les malades » (Lermoyez). Les corps
étrangers sont le plus souvent imaginaires ou bien
insoupçonnés.

Les signes fonctionnels ou locaux en particulier
ne donnent que des indications bien vagues.

Que se passe-t-il, en effet, dans tous les cas de
corps étrangers des voies aériennes ? La plupart du
temps, après une période initiale d'accidents aigus
avec dyspnée, suffocation, ils sont mieux tolérés et
les sensations auxquelles ils peuvent donner lieu
disparaissent rapidement.

L'auscultation dans certains cas pourrait donner
des renseignements par le bruit de grelottement, le
sifflement trachéal, la diminution ou l'abolition du
murmure vésiculaire dans le lobe pulmonaire correspondant à la bronche obstruée.

Mais ce ne sont là que des renseignements peu
précis et pouvant manquer.

D'autres fois on perçoit des signes nets de conges-
tion pulmonaire, de broncho-pneumonie, mais alors
il est bien tard.

Fréquemment aussi les commémoratifs font
défaut, en particulier chez les jeunes enfants inca-
pables de nous renseigner.

Les troubles fonctionnels sont parfois nuls ou à
peu près : un peu de dyspnée, de toux avec ronchus
bronchique insignifiant dans la poitrine. De toute

façon, ce ne sont là que des signes de présomption
et non de certitude.

Aujourd'hui nous avons deux moyens beaucoup
plus précis : la *radioscopie*, qui nous permet de
constater, portée sur l'écran, l'ombre du corps
étranger, et, plus perfectionnée encore, la *bronchoscopie*, qui nous le fait voir directement.

La radioscopie localise le corps étranger et
détermine son siège en projection thoracique, elle
nous laisse juger s'il est libre ou mobile, suivant
qu'il se déplace ou non pendant les efforts de la toux.

Mais les corps de faible densité ne se laissent
point traverser par les rayons de Rœntgen. L'ombre
peut se confondre avec celle d'une côte ou de la
colonne vertébrale. Dans tous ces cas, elle ne nous
donne que des renseignements bien aléatoires.
Quoi qu'il en soit, c'est là une méthode d'examen très
précieuse, parfaitement innocente, qui devrait être
employée dans tous les cas où l'on soupçonnera
des corps étrangers des bronches.

Elle va préparer les voies à la bronchoscopie ;
elle nous indique en particulier vers quelle bronche
on devra se diriger pour trouver le corps étranger.

THÉRAPEUTIQUE. — La thérapeutique des corps
étrangers de la trachée et des bronches était
jusqu'en ces derniers temps tout à fait aléatoire.

Certains conseillaient l'expectation, attendant

l'expulsion spontanée du corps étranger par la bouche dans une quinte de toux. D'autres essayaient différentes manœuvres, des vomitifs, le ballottement du thorax tête en bas. Avec ou sans le secours de ces pratiques, la mortalité était considérable et atteignait 45 p. 100 (Bourdillat).

L'introduction de certaines opérations chirurgicales a fait baisser ce taux bien élevé, mais dans de faibles proportions.

La trachéotomie avec introduction d'instruments, de pinces par la plaie trachéale est une méthode aveugle la plupart du temps, très dangereuse bien souvent.

La bronchotomie transmédiastinale proposée et pratiquée par de très bons chirurgiens dans ces dernières années (Ricard, Amilton) a donné une mortalité de 100 p. 100, quoiqu'au point de vue théorique et sur le cadavre, elle semble tout à fait pratiquable (1).

Bien plus consolante est la bronchoscopie : dans presque tous les cas elle n'a eu à enregistrer que des succès (2).

La technique pour l'extraction des corps étrangers est à peu près la même dans tous les cas que

(1) Sur quatre corps étrangers de la trachée et des bronches qu'il nous a été donné de rechercher, dans trois cas nous avons pleinement réussi (*Académie de médecine*, séance du 3 janvier 1905).

(2) SCHWARTZ. *Thèse de Paris*, 1902.

GUISEZ. — Trachéobronchoscopie.　　　6

pour ceux de l'œsophage. Les instruments extracteurs sont construits sur le même principe ; toutefois,
pour pénétrer dans les ramifications bronchiques,
ils devront être suffisamment minces, sans cesser
cependant d'être très solides.

Quand le corps étranger donne suffisamment de
prise, employer la pince. Quand il est lisse, le
crochet à articulation terminale est préférable. Enfin,
les corps creux (canules de trachéotomie, tubes
en verre) seront très bien extraits par notre petit
parapluie retourné à trois branches que l'on pourra
introduire fermé à leur intérieur pour l'ouvrir
ensuite et retirer le corps étranger.

Dans un cas de corps étranger métallique, nous
nous sommes servi avec avantage d'un électro-
aimant très mince qui nous a permis de retirer un
clou de la troisième ramification bronchique.

Il est un point sur lequel nous voudrions particulièrement insister, c'est de savoir s'il convient
d'enlever le corps étranger par le tube, ou bien si
l'on peut extraire ce corps étranger en même temps
que le tube et appuyé contre lui.

D'une façon générale, il vaut mieux l'extraire, le
tube restant en place : on risque ainsi le minimum
de lésions sur les parois trachéales. Cette appré-
ciation, du reste, sera basée sur le volume, la forme
et le siège du corps étranger.

En tout cas, on devra toujours se demander s'il
est possible d'enlever ce corps étranger sans déterminer de lésions du côté des parois des voies
aériennes, en particulier du larynx; mieux vaudrait
alors recourir à la trachéotomie et pratiquer l'extraction par bronchoscopie inférieure plutôt que de
le laisser ou d'endommager le larynx par lui. Dans
les cas aussi où il n'est pas mobilisable ou impossible à saisir, un acte chirurgical tel que la bronchotomie transmédiastinale est tout à fait permise.

La bronchoscopie a été employée environ cinquante fois jusqu'à présent pour l'extraction de
corps étrangers des voies aériennes. De ce nombre
Killian a observé près de vingt cas; nous avons nous-
même extrait par ce procédé trois corps étrangers,
deux des bronches et un de la trachée.

Presque la moitié de ces malades étaient des
enfants; les corps étrangers étaient très différents
(boutons, clous, perles de verre, cure-dents, pièces
de monnaie). Dans la moitié des cas, ils séjour-
nèrent peu de temps dans les bronches, dans
d'autres cas ils y restèrent des mois. Le plus gros
de ces corps étrangers était une pièce de râtelier que
Killian est parvenu à extraire.

Dans un très petit nombre de cas, cette méthode
a échoué. Une fois, parce que le corps étranger était
trop petit et situé trop à la périphérie. Dans un cas,

une aiguille avec tête de verre ne put être saisie parce qu'elle était enchàssée dans du tissu fibreux périphérique (Killian).

Dans un cas de tube en verre dans la bronche droite nous avons échoué, l'enfant étant sorti de l'hôpital pendant que nous faisions construire la pince nécessaire à l'extraction.

La bronchoscopie inférieure a été employée dans les deux tiers des cas.

Tous les malades ont radicalement guéri, les complications pulmonaires, aiguës et même graves, disparaissant rapidement après l'intervention.

Chez les quelques malades qu'il nous a été donné de traiter, aucune réaction n'a jamais suivi les tentatives d'extraction. Killian ne cite qu'un cas de mort, et encore il s'agit d'une complication par pleurésie purulente du côté opposé, plusieurs mois après l'opération.

Altérations de la trachée et des bronches. — Diagnostic. — Cette méthode donne des bases solides pour le diagnostic des altérations des voies aériennes.

Ulcérations. — D'après l'aspect même des ulcérations, on pourra faire le diagnostic de syphilis, tuberculose ou cancer, en se basant sur les caractères généraux de pareilles ulcérations.

Tumeurs. — Les tumeurs trachéales seront diagnostiquées *de visu*.

Dans les cas de doute, il sera facile de prendre une petite portion de la partie malade à l'aide d'une pince. L'examen histologique de ce fragment donnera un élément de certitude pour faire le diagnostic.

La pathologie médiastinale elle-même profitera de ce mode d'examen ; les sténoses trachéales, bronchiques renseigneront sur les tumeurs qui les déterminent.

Goitre. — Dans le cas de goitre, la bronchoscopie donne les renseignements les plus importants. Des goitres insoupçonnés, rétro-laryngés, rétro-trachéaux, rétro-sternaux, seront ainsi diagnostiqués.

Grâce à elle, on a pu constater la présence de rétrécissements multiples dus à de volumineux noyaux thyroïdiens.

On peut déterminer exactement de quel côté siègent la sténose, la compression trachéale, et donner au chirurgien de précieuses indications au sujet du point où il doit intervenir.

Dans deux cas, l'indication opératoire nous a paru très nette et a été très précieuse au point de vue de l'intervention.

En présence d'un malade dyspnéique, il est toujours assez difficile de savoir quelle est la part de l'élément nerveux ou mécanique proprement dit. Si l'on joint à cela que les tumeurs intrathoraciques ne se manifestent que par bien peu de signes

objectifs : la palpation profonde, la percussion, l'auscultation renseignent souvent bien mal ; la radiographie ne donne une ombre nette que si la tumeur
est suffisamment dense pour arrêter les rayons. La
bronchoscopie nous renseigne seule sur l'existence de
ces tumeurs, sur leur volume, par le degré de compression ou de déviation qu'elles exercent sur les
bronches et la trachée. Killian cite plusieurs cas d'a-
névrysme de l'aorte où l'examen trachéoscopique
avec le tube a montré une paroi soulevée, fortement
convexe, et une lumière tout à fait rétrécie.

Adénopathie trachéo-bronchique. — L'adénopathie trachéo-bronchique pourra être exactement
diagnostiquée quant à son siège et à son degré.

Cette méthode, combinée à l'œsophagoscopie, rend
les plus grands services dans la différenciation
entre les *tumeurs* de l'œsophage et de la trachée,
les anévrysmes, etc.

THÉRAPEUTIQUE. — Au point de vue thérapeutique,
le tube peut permettre certaines opérations intra-
trachéales. Killian cite un cas de sarcome de la
trachée enlevé chez un homme de soixante ans par
les voies naturelles. Les papillomes de la trachée,
tumeurs très fréquentes chez les enfants et qui
nécessitaient autrefois la trachéotomie et la thyrotomie, peuvent être actuellement extirpées en une
ou plusieurs séances avec le tube.

VIII. — CONTRE-INDICATIONS DE L'ŒSOPHA-GOSCOPIE ET DE LA BRONCHOSCOPIE

Les méthodes que nous venons de décrire ne doivent point être appliquées toujours et quand même dans tous les cas.

Un certain nombre de contre-indications doivent même être nettement posées, au double point de vue clinique et thérapeutique.

1° *Au point de vue clinique*. — L'*état nerveux* de certains malades empêche l'œsophagoscopie ou la bronchoscopie, quoique l'on puisse combattre cet état par l'administration de calmants, bromure, morphine et aussi bien souvent avec un peu d'entraînement de la part du malade. Tel, qui ne supportait point le tube dans les premières séances, le tolère très bien ensuite.

L'*âge avancé* peut être une contre-indication ; la colonne vertébrale étant plus rigide, l'hyperexten-sibilité de la tête est rendue plus difficile et l'intro-duction de l'endoscope impossible.

L'ouverture inférieure du tube butte sur la paroi pharyngée postérieure et accroche la saillie des corps vertébraux.

Dans deux cas où Kirstein dut s'abstenir, il s'agissait de deux malades ayant dépassé soixante ans. Chez un homme de cinquante-cinq ans, nous avons dû renoncer à l'introduction du tube pour la raison que nous venons de donner.

L'*état de cachexie* dans lequel certains malades atteints de cancer de l'œsophage sont arrivés contre-indique évidemment l'emploi de l'œsophagoscopie; la gastrostomie d'urgence doit être faite.

Certains *états pathologiques du poumon* susceptibles d'être impressionnés défavorablement par le passage de l'instrument doivent être pris en sérieuse considération: la tuberculose pulmonaire avancée, l'emphysème pulmonaire, certains goitres exophtalmiques avec surexcitation très marquée, tremblements, etc., les affections cardiaques non compensées, les anévrysmes aortiques réclament la plus extrême prudence.

Dans tous ces cas, l'exploration n'est point toujours innocente; Mikulicz a observé sur 500 ou 600 œsophagoscopies deux cas fatals : dans des carcinomes ramollis, il y eut perforation de l'œsophage et consécutivement phlegmon gangreneux du cou et mort très rapide. Le simple cathétérisme eût produit les mêmes lésions.

Ces accidents possibles ont fait dire à Ewald que cette méthode d'exploration a été beaucoup trop employée ; nous ne le croyons point, à condition de manier les instruments sous le contrôle de la vue et d'être très circonspect, en particulier dans le cas de fragilité spéciale de la paroi ou de cancer.

Si la méthode elle-même est inoffensive, il peut exister une sorte de fragilité spéciale de la muqueuse, où le moindre traumatisme déterminera une plaie plus ou moins large. C'est ainsi que dans l'extraction d'un corps étranger pointu on devra redoubler de précaution.

Il est certaines circonstances pathologiques qui empêchent l'introduction du tube bronchoscope. Dans le cas de scoliose très prononcée, l'œsophage suit les courbures de la colonne vertébrale. D'après Pansch, en cas de cyphose, la direction de l'œsophage est tellement troublée que le cathétérisme et, par conséquent, l'introduction des tubes œsophagiens sont impossibles.

Quoi qu'il en soit, d'après Morosoff, l'œsophage le plus souvent ne suit pas les courbures rachidiennes, et il représente la corde de l'arc formé par ces courbures.

Les accidents constatés remontent surtout au début de l'application de la méthode, et ils seront d'autant moins fréquents qu'on maniera mieux l'endoscope et qu'on ne le fera mouvoir que sous le contrôle de la vue ; en tout cas, on est loin des dangers de l'extraction par d'autres moyens, en particulier par le panier de de Graefe (1).

2° *Au point de vue thérapeutique*. — Au point de vue thérapeutique, dans l'extraction des corps étrangers, il est certaines limites qu'il ne faut pas dépasser, comme nous l'avons déjà vu ; le volume de ce corps étranger, les aspérités de ses bords peuvent en contre-indiquer l'extraction par les voies naturelles; dans ces cas-là, l'œsophagotomie est indiquée si le corps étranger n'est distant des incisives supérieures que de 24 centimètres (von Acker) (2).

La médianostomie antérieure ou la gastrostomie seront employées si le corps étranger est situé plus bas (Enderlen) (3).

Le volume du corps étranger ne doit pas être pris en sérieuse considération, s'il peut être morcellé (cas de Killian, extraction d'un dentier situé très bas dans l'œsophage).

Il est remarquable de constater que, dans la plupart des cas d'insuccès, il s'agissait de corps étrangers fortement enclavés dans l'œsophage et y ayant séjourné depuis très longtemps.

Un enseignement se dégage donc très net de ces considérations, c'est que, si on pratique l'extraction

---

(1) SEBILEAU. *Bulletin de la Société de chirurgie*, 1894-1904.
(2) V. ACKER. *Lauzen Archiv*, 1901, vol. LXIV.
(3) ENDERLEN. *Deutsche Zeit. für Chirurgie*, vol. LXI.

par l'œsophagoscopie, il faut le faire le plus tôt possible après l'accident.

La *bronchoscopie* comporte des contre-indications analogues, tirées de l'état général du malade, de ses poumons, de son cœur, de son tube digestif.

Dans la recherche des corps étrangers, il est certaines limites qu'il convient de ne pas dépasser. Si la bronchoscopie supérieure a échoué, ou même si l'on prévoit que l'extraction sera difficile et laborieuse, il faut établir une plaie trachéale transitoire et pratiquer la bronchoscopie inférieure.

Si l'on échoue dans cette recherche, soit que le corps étranger est difficile à saisir, soit qu'il est fortement enclavé, il faut dès lors recourir à un acte chirurgical important ; c'est dans ces cas-là seulement que la bronchotomie transmédiastinale trouvera ses indications.

Il est aussi une considération sur laquelle nous voudrions insister, c'est que la trachéobronchoscopie ne sera jamais une intervention d'urgence, la présence de phénomènes d'asphyxie par exemple pour un corps situé dans la trachée, il faut aller au plus pressé et faire une trachéotomie (1).

(1) Témoin un cas de corps étranger (grain de café dans la trachée) pour lequel nous fûmes appelé par le Pr Kirmisson ; en présence des phénomènes d'asphyxie on a dû au plus tôt faire la trachéotomie.

D'après ce qui précède, on voit donc que l'œsophagoscopie et la trachéobronchoscopie sont des
méthodes très précieuses de diagnostic et de thérapeutique.

Chez l'enfant, elles ont ouvert à nos yeux la pathologie des voies aériennes, qui, jusqu'alors, étaient
inaccessibles même au miroir laryngé, et chacun sait
que c'est le plus souvent chez les enfants que l'on
doit intervenir pour le cas de corps étranger des
voies aériennes.

Chez l'adulte, grâce surtout à l'emploi du tube-
spatule introduit ces derniers temps dans là pratique, cette méthode nous donne des renseignements
très utiles pour l'examen du larynx, complétant
souvent ceux que nous fournit le miroir, ou sup-
pléant la laryngoscopie indirecte lorsque celle-ci
est impossible par certaines conditions spéciales
(déviation du larynx, contracture des mâchoires,
conformation anormale de l'épiglotte).

Avant l'introduction du tube bronchoscope, l'intérieur de la trachée nous était tout à fait inconnu.
On indiquait bien (Killian, 1890) l'examen laryn-
goscopique avec le miroir, la tête du malade fortement penchée en avant ou en arrière, l'observateur
se plaçant soit à genoux, soit debout, devant lui. Ce
moyen permet d'explorer la trachée dans sa partie
antérieure ou postérieure, et même on peut voir

ainsi jusqu'à la bifurcation bronchique. Mais cet examen n'est applicable que dans certaines conditions spéciales de docilité de la part du malade.

Avec la trachéobronchoscopie sont nés véritablement le diagnostic et la thérapeutique des corps étrangers des bronches.

Par elle on peut fixer aussi jusqu'à quel point et de quel côté et jusqu'à quelle profondeur une tumeur intrathoracique comprime la trachée.

La pathologie des bronches, de la trachée et la chirurgie de ces conduits a reçu une impulsion puissante.

L'œsophagoscopie, d'une application peut-être plus facile, doit rendre également de grands services. On peut citer actuellement nombre de cas de carcinome où le diagnostic n'a été fait que par l'œsophagoscopie. Les causes d'erreurs n'étant pas rares en matière de cancer de l'œsophage, on est toujours autorisé à compléter par l'examen œsophagoscopique le diagnostic de cette affection.

De même pour le diagnostic des diverticules de l'œsophage, des dilatations diffuses, des rétrécissements de ce conduit, enfin et surtout au point de vue du diagnostic et de la thérapeutique des corps étrangers.

Ces méthodes sont absolument inoffensives, et, si l'on cite quelques accidents, ils se rapportent tout à fait à la période de début de leur application. Jamais, pour notre part, et après, quelquefois, des séances laborieuses de bronchoscopie, nous n'avons observé la plus petite fièvre ou la moindre réaction pulmonaire ou bronchique.

Nous sommes loin de l'importance des opérations jusqu'ici proposées sur l'œsophage et de la gravité de celles qui ont été pratiquées sur les bronches.

Ceci ne veut point dire que l'on doit, au point de vue diagnostic, éliminer tous les autres moyens ; en clinique, aucun signe, aussi positif qu'il soit, n'a une valeur absolue par lui-même. On continuera encore à s'aider, avant de recourir à la bronchoscopie, de tous les anamnestiques, des signes fonctionnels locaux et de la radioscopie.

Le traitement des affections de l'œsophage et des voies aériennes est devenu bien plus direct ; néanmoins, pour plus restreinte qu'elle soit depuis l'introduction de ces nouvelles méthodes, la chirurgie médiastinale comportera encore un certain nombre d'indications très précises.

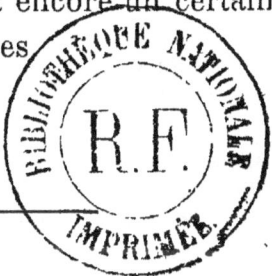

TABLE DES MATIÈRES

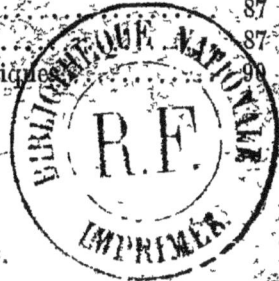

3407-04. — CORBEIL. Imprimerie ED. CRÉTÉ.